中医经典古籍集成（影印本）

幼幼新书（十）

宋·刘昉 编著

李剑 张晓红 选编

SPM
南方出版传媒
广东科技出版社
·广州·

图书在版编目（CIP）数据

幼幼新书：全12册／（宋）刘昉编著．—影印本．—广州：广东科技出版社，2018.4
（中医经典古籍集成）
ISBN 978-7-5359-6890-6

Ⅰ．①幼…　Ⅱ．①刘…　Ⅲ．①中医儿科学—中国—南宋　Ⅳ．①R272

中国版本图书馆CIP数据核字（2018）第045221号

幼幼新书（十）

YOUYOU XINSHU（SHI）

责任编辑：马霄行　曾永琳
封面设计：林少娟
责任校对：罗美玲　冯思婧
责任印制：彭海波
出版发行：广东科技出版社
（广州市环市东路水荫路11号　邮政编码：510075）
http：//www.gdstp.com.cn
E-mail：gdkjyxb@gdstp.com.cn（营销）
E-mail：gdkjzbb@gdstp.com.cn（编务室）
经　　销：广东新华发行集团股份有限公司
印　　刷：广州一龙印刷有限公司
（广州市增城区荔新九路43号1幢自编101房　邮政编码：511340）
规　　格：889mm×1 194mm　1/32　印张11.5　字数270千
版　　次：2018年4月第1版
2018年4月第1次印刷
定　　价：1288.00元（全套共十二册）

宋·刘昉 编著

幼幼新书

（第三十卷至第三十二卷）

据中国中医科学院图书馆藏日本据宋墨书真本手抄本影印

幼幼新書

三十

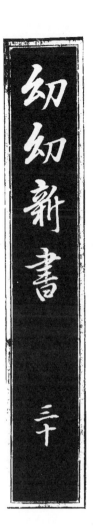

幼幼新書卷第三十 附諸淋 凡十九門

吐血第一

巢氏病源小兒吐血候小兒吐血者是有熱氣盛而血虛熱乘於血血性得熱則流散妄行氣逆則血隨氣上故令吐血也

錢乙論補下不同云段齋郎子四歲病嗽身熱吐痰數日而咯血醫以桔梗湯及防己圓治之不愈其涎上攻吐喘不止請錢氏下褊銀圓一大服方見痰涎門中復以補肺散補脾散治之方見胃氣不和門中今段氏咯血肺虛何以下之曰肺雖咯血有熱故也久即虛

痰，令涎上潮而吐，當下其涎，若使不吐涎為甚便也，蓋吐涎能虛，又生驚也，痰實上攻，亦使發搐，故依法只宜下痰後補脾肺，必涎止而吐愈，若先補其肺為逆，先下其痰為順，先下後補為良也，

嬰童寶鑑小兒吐血歌，

血為榮兮氣為衛，二氣相隨無住滯，忽然血動氣來衝，便是妄行忘本位，血血隨氣上奔心來，吐出如屑爭忍視，便須服藥好看承，解熱且令依次第，

千金治小兒吐血方

右用燒蚯蚓皮末以乳服之并治重舌

千金又方

右取油三分酒一分和之分再服

簡要濟衆治小兒吐血不止方

右蒲黄細研每服半錢用生地黄汁調下量兒大小加減進之

簡要濟衆治小兒吐血不止方

右用黄連一兩去須擣爲散每服一錢水七分入豉二十粒同煎至五分去滓

温服，量兒大小，加減進之。

聖惠治小兒四五歲以上，非時吐血，犀角散方。

犀角屑　梔子仁　生熟地黃

子芩　紫參　刺薊各乙分

右件藥擣粗羅為散，每服一錢，以水一小盞煎至五分，去滓，不計時候温服，量兒大小，加減服之。

聖惠治小兒吐血不止，蒲黃散方。

蒲黃　亂髮灰各乙分　伏龍肝半兩

右件藥同研令勻細，不計時候，暖生地黃汁調下半錢，量兒大小，加減服之。

聖惠治小兒吐血，心躁煩悶，茜根散方。

茜根 半兩 犀角 屑 川升麻

川大黃 剉，微炒 黃芩

甘草 炙微赤，剉。已上各乙分

右件藥擣，粗羅為散，每服一錢，以水一小盞，入黑豆三十粒，淡竹茹半分，煎至六分，去滓，不計時候，量兒大小，以意加減，溫服。

聖惠又方、

刺薊（自然汁，股多少）

右件藥、取汁一合、暖令溫、不計時候、調下元明粉半錢、量兒大小、以意加減、

聖惠又方、

右取生地黄汁一合、暖令溫、調下麵塵半錢、不計時候、量兒大小、以意加減溫服、

聖惠又方、

右以亂髮燒灰細研、每服以溫水調下

一字、張銳鷄峯方、以米飲調下、

嬰孺治少小嗽、嗌中有血、款冬湯方、

款冬花　乾姜　阿膠炙各二兩

吳茱萸乙升　桂心五寸　艾奚子大

鯉魚乙ケ長一尺二寸

右研細、酒和、置魚肚中、銅器中蒸熟、取汁、犬人服一升、小兒一合、以意裁之、

嬰孺治少小欬逆甚者、血出鼻衂、豚肺散方、

右以豚肺、好酒浸一宿、平旦取炙乾為

末、一服一撮、飲下、

嬰孺、治小兒熱病鼻衄、或唾血、升麻湯方、

升麻 八分　淡竹青皮　羚羊角 各五分

生地黃 七分　甘草 四分　芍藥 六分

右以水三升煮一升、一歲兒為三服、

嬰孺、治小兒汁出如漿、衄血吐血小便吐血垂死者方、

都梁香　乾地 各二兩　紫菀

桂心　人參　青竹葉

蔙落 各乙兩

右為末，酒服方寸匕，日進三服，夜一服，可至二匕。

張渙治小兒内有邪熱，血流散妄行，若氣逆即血隨氣上，或口中吐血，鼻中衄血，紫參散方。

紫參　生乾地黄　山梔子各乙两

刺薊　亂髮燒灰各乙分

已上擣羅為細末，次用

蒲黄　伏龍肝細研各乙分

右件都拌匀，每服半錢至一錢，煎竹茹

湯調下、

張銳雞峯方、治吐血、
右用伏龍肝末、每服二錢、水一盞、同煎至六分、去滓温服、不以時、

張銳雞峯方、治吐血衄血、
右用白茅花、每服秤一錢、水一盞、同煎至六分、去滓温服、不以時、

張銳雞峯又方、
右用新綿燒灰研細、每服一錢、旋入少麝香温酒調下、米飲亦可、

王氏手集青金散治肺嗽喘息有音及熱摶上焦血溢妄行欬唾血出咽嗌疼痛煩渴嘔吐寒熱休歇減食羸瘦方

白及　青黛 研各半两

右同研勻每服半錢或一錢糯米飲調下

嗽血第二

王氏手集解肌圓治外摶風邪內挾痰飲寒熱往來煩渴頰赤心忪減食熱在上焦欬嗽有血方

防風　地骨皮 各乙分

右件燒沙糖為圓每服一圓食後煎紫

蘇湯下

王氏手集圓參圓治嗽血方

阿膠　皂兒黄　人參 各半兩

右件膠為細末湯少許洋膠和如鷄頭

大白湯化下

朱氏家傳治刻嗽出血下涎鷄清散方

鬱金 半兩用皂莢漿水乙盞或酸粟計亦得煮乾為度

滑石 半兩生　雄黄 半兩醋煮半乾用

右為細末、每服一字、常服薄荷湯調下、
止嗽螺粉水下、嗽血鷄子青調下、

鼻衄第三

巢氏病源小兒鼻衄候、小兒經脉血氣有熱、喜令鼻衄、夫血之隨氣、循行經脉、通遊腑藏、若冷熱調和、行必依其常度、無有壅滯、亦不流溢也、血性得寒、即凝澀結聚、得熱即流散妄行、小兒熱盛者、熱乘於血、血隨氣發溢於鼻者、謂之鼻衄、凡人血虛受熱、即血失其常度、發溢漫行、乃至發於七

竅、謂之大衄也、

千金翼、脉浮發熱、口乾鼻燥能食者即衄、

嬰童寶鑑、小兒心熱、肺氣貫血、隨熱入肺經為鼻衄、

惠濟論、小兒鼻衄候歌、

欲衄之候脉弦洪、鼻中乾燥響如風、
氣衝積血停留肺、藏腑煩寃邪脉攻、
數合出紅猶可治、更加升斗命須終、
明師若欲知調治、涼血清胷始有功、

清胷、清肺也、

葛氏肘後療人少小丞鼻衄小勞輒出方
右用桑耳無多少熬令焦擣下篩每衄
發輒以杏仁大塞鼻數度即可斷外臺
法燒用爲圓以內亦得
仙人水鑑小兒百日內鼻中出血方
葵花一字急吹之白礬水浴更相宜
此是鼻風不消藥莫教虛損妳頭兒
外臺古今錄驗療小兒鼻衄不止方
右以馬矢綿裹塞鼻孔中
外臺古今錄驗又方

右燒髮灰為末，吹鼻孔中亦佳。本草聖惠嬰孺法同，甚妙。

外臺古今錄驗又方。

右單服白馬屎汁三合，甚良。

外臺深師治少小衄血方。

桂心十八銖　亂髮洗燒灰　乾姜各六銖

右三味，擣篩為散，服方寸匕，日再。

聖惠治小兒鼻衄，或唾血，升麻散方。

川升麻半兩　羚羊角屑　甘草炙微赤剉

黄芩　赤芍藥已上各乙分

右件藥擣粗羅為散，每服一錢，以水一小盞，入淡竹葉七片，煎至五分，去滓，入地黃汁半合，更煎一兩沸，不計時候，量兒大小分減溫服。

聖惠治小兒鼻衄不止，生地黃煎方。

生地黃　刺薊各取汁半斤

蜜乙合　杏仁一兩，湯浸去皮尖、双仁，麩炒黃，別研。

阿膠半兩，擣碎炒令黃燥，為末。

右件藥，都入銀鍋中，以慢火熬為膏，不計時候，用新汲水調下一錢，量兒大小

加減服之、

聖惠又方、

刺薊 蒲黄各半兩 亂髮灰乙分

右件藥擣、細羅爲散、每服以冷水調下半錢、不計時候、量兒大小、加減服之、

聖惠治小兒鼻衄不止方、

亂髮灰半兩 伏龍肝乙兩

右件藥都研令勻、不計時候、以新汲水調下半錢、量兒大小、以意加減、

聖惠又方

刺薊汁二合　地黄汁一合　生姜汁少許

右調和令勻，徐徐服半合，仍將澤塞鼻中，即差。

聖惠又方：

右炒桑耳令焦熟，擣，細羅為散，不計時候，以冷水調下半錢，亦吹少許於鼻中，量兒大小，以意加減。

譚氏殊聖方：

小兒鼻衄數還啼，顔色青黄漸改移。

忽尔發時饒萼躁，連忙走起索東西。

只緣積熱三焦壅凝，水川硝貝母知，
更取荷衣煎五合，蜜調頓服定無凝。

凝波散

寒水石　貝母　知母為末，各乙分半

馬牙硝細研，川消亦得，各乙分

荷葉乙兩，以水乙升，煮五七沸，濾乾焙

右為末，每服半錢，蜜水調下。

茅先生治小兒鼻血出方。

山梔仁半兩，半生半炒　陳槐花乙分

右同為末，用熱水調下半錢。聖惠方同。

只槐花微炒、梔子不炒、

張渙抵聖散、治不以疾病鼻衄不止方、

盆硝研　亂頭髮燒灰研

紅藍花取末各乙分

右同研勻細、以綿纏搵藥、塞鼻中、

張渙槐花散、治衄血方、

槐花炒一兩　蒲黃半兩　川麵姜乙分

右件擣羅為細末、每服半錢、新水調下、

張銳鷄峯方、治衄血、

右每用石榴花末一字許、搐鼻內、

張鋭鷄峯又方、

右每用龍骨末少許、吹鼻中、

惠眼觀證、調榮散、治衄血不止方、

血餘 又每首上着一團、用綠竹笋殼一片裹、燒過、

右為末、每服半錢、或一錢、新汲井花水下、

吉氏家傳、黃藥散、治小兒鼻衄不止方、

右黃藥一味為細末、每服半錢、或一錢、井水調下、

大便血第四

聖惠夫、小兒大便血者、為心主於血脉、心藏有熱、熱乘於血、血性得熱、流散妄行、不依常度、其血流滲於大腸者、故令大便血出也、

千金治、大便訖出血方、

右用鱉頭一枚炙、令黄黑、末之、以飲下五分匕、多少量兒大小、日三服、外臺鱉甲一枚炙末、水調、

千金又方、

右燒車釭一枚令赤、內一升水中、分二

服、

千金又方、

右燒甑帶末、傅乳頭上、令兒飲之、

仙人水鑑、小孩子遺血、呼爲胎風、宜使此方、人多不識妄因上廁犯之、至三歲以上解行後有少鮮血、宜用此散子方、

胎腸風最惡、 日久殺孩兒、

如後有鮮血、 宜取一开梨、

梨内安琥珀、 并窯封燒之、

宜待交梨碎、 取研救孩兒、

右取一顆好梨，去心，入少許琥珀末，并㗧，即以麵裹，泥毬之，火中煨一伏時，取出去皮，研，以水調服，立效。

子母秘錄：治小兒下血。

右取雌鷄翅下血，服之。

聖惠：治小兒大便出血，體熱黃瘦，不欲飲食，羚角散方：

羚羊角屑　黄耆剉　川升麻

黄芩　甘草炙微赤，剉　地榆剉，已上各一分

生乾地黄半兩

右件藥擣粗羅為散，每服一錢，以水一小盞，入苦竹茹半分，煎至六分，去滓，不計時候，量兒大小，分減溫服。

聖惠治小兒大便出血，腹痛黃瘦，不欲飲食，槐花散方：

槐花 微炒　白朮　熟乾地黃　芎藭 已上各半兩　黃耆 剉　木香　當歸 剉，微炒　甘草 炙微赤，剉，已上各乙分

右件藥擣粗羅為散，每服一錢，以水一小盞，煎至六分，去滓，不計時候，量兒大小，

小分減溫服、

聖惠治小兒大便出血、久不止、面色痿黃、肌体羸瘦、或時腹痛、不欲飲食、卷柏丸方、

卷柏　阿膠搗碎炒令黃燥　赤石脂各乙兩

槐花炒　黃牛角䚡炙焦

當歸剉炒　黃耆剉　芎藭各乙兩

右件藥搗羅為末、煉蜜如丸如麻子大、三歲兒、每服以粥飲下七丸、日三服、量兒大小、以意加減、

聖惠又方、

右用鹿角燒灰細研，以粥飲調下半錢，日三服，量兒大小，以意增減，嬰孺方刮屑米飲服，

大醫局沒石子丸，治小兒腸虛受熱，下利鮮血，或便赤汁，腹痛後重，晝夜不止，遍數頻多方，

沒石子　地榆各半兩　黃連剉，炒，乙兩半

黃蘗剉碎，蜜炒，二兩　酸石橊〔榴〕皮乙兩

右件擣羅為細末，以醋煮麵糊和，丸如麻子大，每服十丸至二十丸，溫米飲下，

食前服、

茅先生治小兒大便下血方

枳殼去白麵炒　荆芥穗　甘草各等分

右為末、每服一錢、用陳米飲調下、

九籥衛生紫參散、療小兒下血痛方、

臭椿根皮　貫衆　紫參

酸石榴皮燒灰存性各等分

右同為細末、每服一錢、米飲調下、腹痛煎艾湯調下、

孔氏家傳、治小兒大腸有血上後有血如

痢疾柤[相]似[但]不拘十歲以上、皆神效散方、

芍藥　地榆　甘草炙

陳橘皮　黃連　乾葛已上各等分

右為末、每服一錢、用陳米飲調下、日進

三服、

孔氏家傳治小兒便鮮血、槐黃散方、

黃耆一兩　當歸　槐花

白朮　人參　芍藥各三分

右為末、米飲下一錢、小兒半錢、

吉氏家傳治瀉血不定、是脾胃氣冷、大腸

大腸散疑大腹散

風毒宣服此方、
没石子乙ク大着肉荳蔻乙ケ茶末乙又
㯉根白皮二又矣
右件不計時候、以水如茶點一錢灌服、
立差
朱氏家傳小兒熱氣攻大腸、其病瀉血、藏
腑疼痛、漸如茶色、難治、此病是傷寒出汗
不盡、或因瘡子出不足、令熱氣行於大腸、
所以瀉血、如治先解汗後下氣攻大腸散
方、

鬱金乙两　乾姜半两　大腹皮乙两半

右為末，每服半錢，陳米飲下。

小便血第五

巢氏病源小兒尿血候：血性得寒則凝澀，得熱則流散，而心主於血，小兒心藏有熱乘於血，血滲於小腸，故尿血也。

千金治小兒尿血方：

右燒鵲巢灰，井花水服之。亦治尿床、嬰孺治大便血。

姚和衆治小兒尿血方：

右用甘草五分、以水六合、煎取二合、去滓、一歲兒一日服令盡、

姚和衆又方、

右用蜀升麻五分、水五合、煎取一合、去滓、一歲兒一日服盡、

聖惠、治小兒尿血、水道中澀痛、阿膠散方、

阿膠（一兩搗碎炒令黃燥） 黄芩

梔子仁 甘草（炙微赤剉） 車前子（各一分）

右件藥擣細羅為散、每服用新汲水調下半錢、日三四服、量兒大小、以意加減、

聖惠又方

榆白皮　生乾地黄各半两

甘草一分炙微赤剉

右件藥都細剉，以水一小盞，煎至六分，去滓溫服，量兒大小，以意加減。

聖惠又方

苦梗子一两　鬱金二枚一ケ炮一枚生用

右件藥擣，細羅為散，每服煎葱湯調下半錢，量兒大小，以意增減。

聖惠又方

生乾地黄　　黄芩

右件藥擣粗羅為散每服一錢以水一小盞煎至六分去滓溫服半合量兒大小加減服之

聖惠又方

紫菀（洗去苗土）　甘草（炙剉）　黄連（去須各一分）

右件藥擣粗羅為散每服一錢以水一小盞入豉三十粒煎至五分去滓量兒大小分減與服之

聖惠又方

葵子　　　車前葉　　　甘草炙

川朴消各乙分

右件藥擣粗羅為散、每服一錢、以水一小盞、煎至五分、去滓、量兒大小、分減溫服、

聖惠又方、

右用牛蒡根洗去土、擣絞取汁一中盞、入生蜜一合、相和令勻、每服半合、日三四服、量兒大小、加減服之、

聖惠又方、

右取蒲黄末，以温水調下半錢，量兒大
小，加減服之。
聖惠又方：
車前葉半斤，擣絞取汁　沙糖乙两
右件藥相和令勻，每服半合，量兒大小，
加減服之。
聖惠又方：
右以生地黄汁，每服暖一合服之，量兒
大小，以意加減。
茅先生治小兒小便下血方：

生地黄汁（小半盞）　輕粉（半分匕）

右作一服，用井華水下。

張渙車前散，治熱盛積於小腸，甚則尿血方。

牡蠣（半兩，燒為粉）　車前子　甘草（炙微黄，剉）

川朴消（已上各一分）

右件藥擣羅為散，每服一錢，以水一小盞，煎至五分，去滓溫服，量兒大小加減，不拘時候。

吉氏家傳尿血、地黄散方。

菉豆粉　滑石各乙两　甘草半两炙

右末此病小兒是心藏積熱并脾藏肝藏積熱如大人脾藏受病傳腎有三陰三陽之脉小兒八歲以下只有三陽之脉無三陰脉所以心脾肝三歲受病不傳腎藏傳小腸小腸風熱之極所以尿血每服半錢新汲水下二錢二錢服止忌熱食酸鹹

千金灸法尿血灸第七椎兩傍各五寸隨年壯

大便不通第六

巢氏病源小兒大便不通候小兒大便不通者腑藏有熱秉於大腸故也脾胃為水穀之海水穀之精化為血氣其糟粕行於大腸若三焦五藏不調和熱氣歸於大腸熱實故大便燥澀不通也

外臺千金紫雙圓主小兒身熱頭痛食飲不消腹脹滿或小腹絞痛大小便不利或重下數起小兒無異疾惟飲食過度不知自止哺乳失節或驚悸寒熱惟此圓治之

不差復可再服。小兒欲下，是其蒸候，哺食減少，氣息不快，夜啼不眠，是腹内不調，悉宜用此丸，不用他藥，數用神驗，千金不傳方。

巴豆去皮心熬　蕤核仁各十八銖別擣

麥門冬十銖去心　甘草五銖炙　甘遂

真朱各二銖　牡蠣熬　蠟各八銖

右八味，以湯熟洗巴豆，研，以新布絞去油，別擣甘遂、甘草、牡蠣、麥門冬，細篩畢，擣巴豆、蕤仁令極熟，乃内諸藥散，更擣

三千杵如、藥燥入少。蜜足之、半歲兒可
服如荏子一雙、一二歲兒、服如半麻子
作一雙、三歲兒服如麻子一枚作一雙、
四歲兒服如麻子二丸、五六歲兒服如
大麻子二丸、七八歲兒服如小豆二丸、
九歲十歲兒、微大於小豆二丸、常以鷄
鳴時服、至日出時不下者、飲熱粥汁數
合、即。不丸皆雙出也、下甚者、飲冷粥止
之、

外臺必效療小兒大便不通方、

右用猪苓一两以水少許煮鷄屎一日一
錢匕與服立差

聖惠治小兒臓肺壅熱心神煩躁大便不通

大黄散方

川大黄剉微炒　紀雪各乙两　犀角屑
川升麻各半两　當歸　甘草炙微赤剉
赤芍藥各乙分

右件藥擣粗羅為散每服一錢以水一
小盞煎至六分去滓三四歲温服一合
量兒大小加減服之日三四服以利為

度、

聖惠、治小兒大便不通、腹肋妨悶、芎黃散方、

芎藭半兩　川大黃剉微炒

郁李仁湯浸去皮微炒各三分

右件藥擣、細羅為散、每服一錢、以溫水半盞調服、量兒大小、以意分減、以利為度、張渙兼治大小便不通、

聖惠、又方、

甘草炙微赤剉　陳橘皮湯浸去皮瓤焙各一分

牽牛子（微炒） 川大黃（剉，微炒，各半兩）

右件藥擣細，羅為散，每服煎葱白湯調下半錢，量兒大小，以意加減，日三兩服，以效為度。

聖惠治小兒大便不通，心神煩熱，臥忽多驚，腹脇妨悶，丹砂圓方。

丹砂（半兩，研細，水飛過） 續隨子（三分）

膩粉（乙夂）

右件藥都細研令勻，鍊蜜和圓如菉豆大，三歲兒每服以溫水下三圓，量兒大小以意加减服之。衮渙兼治大小便不通。

聖惠治小兒大便不通，心腹壅悶，卧即煩喘，通中圓方。

巴豆霜 二分　皂莢 不蚛者去皮子燒令焦黑

川大黄 剉微炒各乙兩

右件藥，大黄、皂莢擣羅爲末，入巴豆霜，同研令匀，煉蜜和，圓如菉豆大。四五歲兒以温水下三圓，量兒大小，以意加减。

聖惠治小兒臟腑壅滯，腹脇妨悶，大便不

通犀角丸方

犀角屑　當歸剉炒

丹砂細研水飛過各半兩

巴豆十枚去皮心研紙裹壓去油

川大黃一兩剉炒

右件藥擣羅為末，入巴豆丹砂，同研令匀，鍊蜜和丸如菉豆大，三歲兒以溫水下三丸，量兒大小，以意加減。

聖惠治小兒大便不通，心腹壅悶，大黃丸方。

川大黃乙兩剉炒　枳殼麸炒

梔子仁　郁李仁湯浸去皮炒各三分

右件藥擣羅、為末、煉蜜和、丸如麻子大、每服以熱水下五丸、量兒大小、加減服之、

聖惠、治小兒大便不通、臍腹妨悶、宜用桃棗湯方、

桃棗乙握　木通二兩　燈心五六束

川朴消一兩　葱白七莖

右件藥細剉、用醋漿水三大椀、煎十餘

汫去滓，傾向盆中，稍温，便坐兒在盆内，將滓以手帕裹，熨於臍下，冷即出之，後喫地黄稀粥半盞，良久便通。

聖惠治小兒大便不通，連腰滿悶，氣急困重，宜用走馬煎方。

羊膽一枚　蜜一合　鹽花半兩

右件藥同煎如餳，捻如筋麤，可長一寸，内下部中，須臾即通。

聖惠治小兒大便不通，心中煩熱，牛黄圓方。

牛黄（乙分，細研） 川大黄（三分，剉，微炒，擣罗為末）

右件藥都研令勻，鍊蜜和圓如麻子大，每服以粥飲下七圓，以利為度，量兒大小，加減服之。

聖惠治小兒大便五六日不通，心腹煩滿，宜用此方，

右取青顆鹽末，於臍中以手摩，良久即通，大人用之亦得，嬰孺方同，止內下部中，手熱摩之。

聖惠治小兒卒大便不通，蜂房散方。

右用蜂房一枚，炙令微焦，擣細羅為散。每服以粥飲調下半錢，量兒大小加減服之。葛氏肘後、嬰孺方同。嬰孺以酒調少許。

茅先生治小兒大便不通方。

朴消（三分） 大黃（一分，生用）

右為末，周歲一錢半，水五分，煎四分，溫服。

茅先生治小兒大便不通，目赤瘡癤癰腫，熱毒心熱，並宜服之，大人加用。

大黃（乙分） 黑牽牛（半分） 梹榔（乙分半）
朴消（二分）
右為末，每服一字半錢，用○蜜熟水調下。

嬰孺治小兒大便不得方。
右用半夏一分，炒黃為末，以○蜜為丸，黍米大，乳服一丸，日再服。此方頻救無困。
功效不可具言。

嬰孺治小兒大便不通方。
右杵白花調葵子為末，煮汁服之。

嬰孺又方。

右用豬脂一斤、水煮取一升、服五合、日三服、量小兒減之、

嬰孺又方、

右煎[口容]令可索索之捻如匕柄、内下部中二寸許、立通、

嬰孺又方、

右取羊膽汁、灌下部中、須臾通、

嬰孺治小兒大便不通、腹滿、丹参湯方、

丹参　消石

甘草 炙各等分並杵為末

右以水二升、煮朿三箇、三沸去滓、下末三方寸匕、又煮三沸、去滓、五歲兒服五合、不差再服、

嬰孺、○治小兒腹大鳴、及内熱堅不得大便更衣、大黃圓方、

大黃七分　葶藶四分炒　牛黃三分

人參　厚朴炙　芫花炒各二分

桂心　黃芩各一分

右為末、○蜜圓小豆大、飲下三圓、不知加之、

嬰孺治小兒胃中熱，更衣起黃赤而難，或四五日乃大便難。乃方。

大黃　甘草炙　栝蔞各三分

大棗三十箇

右以水二升半，煮一升，每服一雞子許，日進三服。

嬰孺治小兒調中利大便，牛黃丸方。

牛黃　大黃　麝香

右三味，等分為末，蜜丸如小豆大，飲下二丸，日再，以利為度。

漢東王先生家寶治小兒大腸秘不通兼血痢金花散方

皂子仁乙分炒 枳柳乙分生 甘草乙分炙

右為末每服一字半錢沙糖熟米調下

張銳雞峯方治大便秘結不通方

右用麻子以水研汁飲之

莊氏家傳治小兒大腸風熱盛不通方

大黃乙兩 防風乙兩 朴消二兩

右件為末用蜜湯或葱湯調下

孔氏家傳治小兒大便不通於消風散中

入鷹條一二寸遂通蓋庸醫見小兒大便不通多服凉藥與踈轉藥積於中凉轉藥一併發則其人困矣此方最佳

長沙醫者丁時發傳治小兒大便不通方

大黄二分剉碎炒　陳皮一分去瓤慢炒

右二味為末每服一錢水八分煎至五分去滓量大小加減服

外臺灸法療小兒大便不通灸口兩吻各一壯

小便不通第七

巢氏病源小兒小便不通利候，小便不通利者，腎與膀胱熱故也，此二經為表裏，俱主水，水行於小腸，入胞為小便，熱氣在其藏腑，水氣則澀，故小便不通利也。

顱顖經，治孩子小便不通方。

茯苓　通草　冬葵子
車前子各等分

右水四合，藥半兩，煎一合半，作二服，忌油。

葛氏肘後，治卒不得溺方。

右取垢灰二刀圭，以酒若米飲服。

葛氏肘後又方、
右髮灰以酒下之、又以少鷄子白亦佳、
千金、治小兒小便不通方、
車前草切 小麥各乙升
右二味、以水一升煮取一升二合、去滓、
爛煮粥服、日三四、
千金又方、
右冬葵子一升、以水二升煮取一升分
服、或入滑石末一錢、
仙人水鑑、小兒百日内、忽患陰風痰多、發

人尿不利者以熱治之其氣疾轉甚也何以知之孩兒在胎中時計父母之陰陽毒氣或犯孩兒生下百日而有斯疾醫者不辨相源必言是熱用冷藥轉之不安長大成人遂患陰癥之疾蓋由此也小兒因此招禍不亦難乎其疾多尿澀及痛一尿十餘節是也庸醫多作淋疾遂與石草犀角之類全乖其志宜須用此方

附子燒灰使半枚　水精一分力難排

父母手煎添水煙分功加須得土衣臺

土衣是瓦屋上所生，九松，取喘腸者，燒爲灰用，

右量兒大小日數與服之，立見神效

外臺劉氏療小兒忽不得小便急悶方

葱白乙握　通草乙兩　冬葵子乙合

右三味切，以水二升，煮取一升，去滓量服，

外臺廣濟療小兒熱極病，小便赤澁，或不通尿輒大啼呼，滑石湯方

滑石拾六分　子芩十四分　冬葵子八分

車前草切乙升

右四味以水二升煮取一升一歲至四五歲服一合日每服甚良

聖惠治小兒小便不通心悶赤芍藥散方

赤芍藥 瞿麥 木通剉

陳橘皮湯浸去白瓤炒 牽牛子微炒

冬葵子已上各乙分

右件藥擣麤羅為散每服一錢以水一小盞入葱白一莖煎至五分去滓不計時候量兒大小分減服之

聖惠治小兒小便不通臍腹妨悶心神煩

熱、梔子仁散方、

梔子仁五枚　茅根剉　冬葵根各半兩

甘草一分炙微赤剉

右件藥擣麤羅爲散、每服一錢、以水一小盞、煎至五分、去滓、不計時候、量兒大小、分減溫服、

聖惠又方、

滑石一兩半　木通剉　川芒硝各三分

葵子一分

右件藥擣麤羅爲散、每服一錢、以水一

小盞煎至五分、去滓、不計時候、量兒大小、分減溫服、

聖惠、治小兒卒小便不通、小腹急悶、冬葵子散方、

冬葵子一兩　木通半兩剉

右件藥擣麄羅為散、每服一錢、以水一小盞煎至五分、去滓、不計時候、量兒大小、分減服之、

聖惠、治小兒百日內小便不通、心神煩悶臍下痞滿、宜服乳煎葱白飲子方

葱白（乙莖，切）　乳汁（三合）

右二味，同煎至一合半，去滓，分温為三服，相去如人行十里已來再服，以利為度。

聖惠，治小兒小便不通，宜用浸熨湯方

木通（乙兩）　生姜（二兩）　葱白（七莖）

陳皮（二兩半）　川椒（半兩）

右件藥，都細剉，以水二大椀，煎五七沸，去滓，傾入盆內，看冷暖，坐兒於盆中浸之，將滓於兒臍腹下熨之，立通。

聖惠治小兒小便三兩日不通欲死者，葵根散方，

葵根一握，剉　壁魚七枚，研

右以水一大盞，煎葵根取汁六分，後入壁魚同煎五七沸，去滓，放溫，量兒大小，臨時分減服之。

聖惠治小兒積熱，小便不通，地膚子散方

地膚子　瞿麥　冬葵子

知母　黃芩　川升麻

木通剉　川大黃剉，炒

豬苓去黑皮已上各半兩
右件藥擣麄羅為散每服一錢以水一
中盞煎主六分去滓不計時候量兒大
小分減服之
聖惠治小兒小便不通心腹滿悶坐臥不
安滑石散方
滑石末　川大黃微炒剉　葵子各半兩
甘草二分炙微赤剉
右件藥擣粗羅為散每服一錢以水一
小盞入葱白三寸灯心一束煎至六分

去滓，三四歲温服一合，量兒大小，不計時候加減服之。

聖惠治小兒小便不通，臍腹堅滿滿喘急，木通散方。

木通 剉　甘草 炙微赤剉　葵子 已上各一分

川大黄 剉碎微炒　滑石

牽牛子 微炒已上各半兩

右件藥，都細擣羅為散，每服煎葱白灯心湯調下半錢，量兒大小，加減服之，以利為度。

聖惠、治小兒小便不通、臍腹急痛、車前散方、

石韋（去毛）　瞿麥（各半兩）　小麥（一兩）

右件藥都剉、以水二大盞、煎至一盞、去滓、取汁一分、調下滑石末半錢、量兒大小、以意加減、

聖惠、又方、

冬葵子　滑石　海蛤

蒲黃（已上各半兩）

右件藥擣、細羅為散、每服以葱白湯調

下半錢、量兒大小、以意加減、

聖惠治小兒小便不通、小腹妨悶方

右用葱白一斤、連須細切、煮令熟、以綿裹於臍下熨之、立通、

聖惠又方、

右用桑螵蛸十枚、炙令黄、擣羅為末、每服以粥飲調下半錢、量兒大小、加減服之、

聖惠治小兒小便不通、肚痛、漿水葱白粥方、

粟米二合　蔥白三七莖去須細切

右件以漿水煮作稀粥，臨熟投蔥白攪令勻，溫溫食之。

譚氏殊聖治小兒小便不通方

右芥菜子爛研，以紙花貼臍下，相次通妙。

茅先生治小兒小便不通方

山梔子　滑石各等分

右為末，每服半錢，濃煎燈心湯調下。

嬰孺治小兒小便不通，通草湯方

通草　甘草　滑石各二两

葵子

右以水三升、煮六合、二百日兒服半合、日三夜一服、

嬰孺治小兒小便不通、瞿麥湯方、

瞿麥　石韋去毛各一两　滑石二两

小麥二合

右以水三升、煮一升、服一合、日四服、夜再服、

嬰孺治小兒暴不得小便、桃仁湯方、

右用桃仁二十箇去皮尖以酒一升煮三沸去滓量兒與之

嬰孺治小兒小便不通滑石散方

滑石（杵末以水二升細如薄米滑石末澄取上汁二停）　榆白皮（各乙兩）　葵子（二兩）

右切取滑石上汁煮二味四沸絞去滓調水中滑石服之水中澄得着滑石也

嬰孺治小兒小便不下熱発腹滿麻黄浴湯方

麻黄　苦参　石膏（各乙把）

滑石一升　大黄五两　雷圆四十个

蓁皮一两

右用水二斗、煮一斗、去滓、故温浴兒妙、先自臍淋之、

嬰孺治小兒小便不通泥臍方、

右用滑石一升末、以車前草汁和泥、泥臍方廣四五寸、小覺乾即除之、別上新泥、冬用無車前草汁、只以水和、

嬰孺治小兒小便不通方、

葵莖半升　葵子乙升

右以水四升，煮取一升，下滑石末一分，研服半合，日進三服。

嬰孺治小兒熱病小便赤澀不通尿輒啼呼，滑石湯方，

滑石十六分　子芩十四分　冬瓜子八分

車前子一升　通草十二分　茯苓五分

右以水四升半，煮一升二合，一二歲為三服，百日一合。

錢乙驗頭散治小便不通方，

延胡索　川苦楝各等分

右同為細末、每服半錢、或一錢、捻頭湯調、多少量下與之、如無捻頭湯、即湯中滴油數點、食前、

張渙葵石散方、治小便不通悶亂、

葵根乙握　滑石　木通各乙兩

牽牛子半兩炒

右件擣為麤末、每服一錢、以水一大盞、入灯心葱白各少許、煎六分、去滓、放温服、乳食前、

張銳鷄峯方、治小便不通方、

右用大蒜不以多少研爛攤在紙上臍
下帖之、
聚寶方治小便不通
獨顆大蒜乙枚用荳鹽花少許
山梔子仁三七枚
右用味爛擣攤紙花子上、貼臍良久通、
未間更塗陰囊上、立通、
莊氏家傳治小兒小便不通方、
右用白礬為末、每服一錢、温漿水調下、
長沙醫者丁時發傳石韋散治小兒小便

不通方、

石韋去皮　瞿麥　滑石

甘草各乙兩　燈心乙把

右為末、每服一錢、水八分、小麥一百粒、同煎五分、去滓溫服、量兒大小加減、

大小便不通利第八

巢氏病源小兒大小便不利候、小兒大小便皆不利者、藏腑冷熱不調、大小腸有遊氣、氣壅在大小腸、不得宣散、故大便壅澀不流利也、

翰林待詔楊大鄴問小兒大小便秘澀者為何答曰乳食失度使之四大不調滋味有貪遂乃五藏受病甘甜聚食鹹酸滯涎食滯留結於胃腸風壅漬癖於心肺氣脉不順水穀不行雖不逆於上焦即秘結於下部小兒不知疼痛莫說因曰驚啼叫以頻頻但怒脹而不乳不知孩兒痛刺連臍則面色青黄但按脉息與治若不見病源只依外變用藥必尅安效

千金治小兒大小便不通方

右擣白花胡葵子末，煮汁服之。

千金又方。

右末鷄㞙白，服一錢匕。

外臺必效主小兒大小便不通妨悶方。

右用白宻一合，以鐺中煎為丸，内下部中即通。小便不通，嚼生葱以綿裹少許内小便道中即通。

子母祕録治小兒大小便不通方。

右用蜂房燒末，酒服一錢，日再服。

錢乙郁李仁圓治襁褓小兒大小便不通。

驚熱痰實欲得溏動者方

郁李仁（去皮） 川大黃（去麁皮取實者剉酒浸半日控乾炒）

（為細末各乙分） 滑石（半兩研細）

右先將郁李仁研成膏和大黃滑石圓如黍米大量大小與之以乳汁或薄荷湯下食前服

錢乙犀角圓治小兒風熱痰實面赤大小便祕澁三焦邪熱腑藏蘊毒疎導極穩方

生犀（末乙分） 人參（去須切） 枳實（去瓤炙）

檳榔（半兩） 黃連（乙兩）

大黄二两、酒浸切片、以巴豆去皮乙百箇、貼石不大黄上、紙裹飯上蒸三次、切炒令黄焦、去巴豆不用、

右為細末、煉蜜和、圓如麻子大、每服一二十圓、臨臥熟水下、未動加圓数、亦治大人孕婦無損、

恵眼觀證芍藥散、治大小便下藥不通者方、

芍藥　大黄　甘草炙

當帰　朴消各乙分

右為末、每服一大錢、水一盞、瓦器中煎

至半盞、去滓服、即通、

吉氏家傳治大小便不通方、

甘草節（灼炒） 槐花（洗各乙兩）

右件末、每服一錢、茶半錢湯點下、

吉氏又方、

滑石（乙六分） 燈心（乙握）

右以水二椀、煎至一盞、溫服

千金灸法、小兒大小便不通、灸兩口吻各一壯、

大便失禁第九

千金治老人小兒大便失禁，灸兩脚大指去甲一寸，三壯，及灸大指奇間各三壯。

小便數第十

巢氏病源小兒小便數候，小便數者，膀胱與胃俱有客熱乘之故也。腎與膀胱為表裏，俱主水，腎氣下通於陰，此二經俱受客熱，則水行澀，故小便不快而起數也。

張渙鷄腸散方，治因膀胱有熱，服冷藥過多，小便不能禁止，或遺尿病。

鷄腸草一兩　牡蠣粉三分　龍骨

麥門冬（去心，焙）　白茯苓　桑螵蛸（各半兩）

右件藥搗為粗散，每服一錢，以水一小盞，入生姜少許，棗二枚，煎至六分，去滓溫服，量兒大小加減。

大便青第十一

聖惠：夫小兒大便青者，因驚氣及脾氣不和，大腸虛冷，乳食不消，冷氣搏於糟粕，故令大便青色也。

聖惠：治小兒大腸虛冷，乳食不消，大便青色，白朮丸方。

白朮　白芍藥　木香

當歸剉炒各乙分　麝香乙分細研

右件藥擣羅為末，鍊蜜和丸，如菉豆大，每服以粥飲研下五丸，日三服，量兒大小以意加減。

聖惠治小兒內冷，腹脇妨悶，大便青色，不欲乳食，訶梨勒丸方。

訶梨勒一兩　白茯苓

當歸剉炒各二分　白朮　白芍藥

陳皮焙

厚朴 去皮姜汁炙令黄熟

甘草 炙已上各半两

右件藥擣羅為末，煉蜜和，丸如梧桐子大，三歲兒每服以粥飲研下五丸，日三服，量兒大小，以意加減。

聖惠，治小兒内冷，大便青不欲食，皆是胎寒，陳皮丸方。

陳皮 湯浸去白焙　當歸 炒

人參　白芍藥　芎藭 各半兩

甘草 一分炙剉

右件藥擣羅為末、煉蜜和、丸如菉豆大、
三歲兒每服以溫粥飲下七丸、日三服
量兒大小、以意加減、

聖惠、治小兒胎寒腹痛、大便青、木香丸方、

木香　蓬莪术　白术
人參　當歸剉炒已上各半兩
麝香　白芍藥各乙分

右件藥擣羅為末、都研令勻、煉蜜和丸
如菉豆大、三歲兒、每服以溫粥飲下七
丸、日三服、量兒大小、以意加減、

聖惠治小兒胎寒腹痛，大便青，芎藭丸方

芎藭　黃耆（剉）　䗪蟲（各三分）

牛黃（細研）　當歸（剉，炒，各半兩）　麝香（細研）

白芍藥（各一分）

右件藥，擣羅為末，都研令勻，煉蜜和丸如麻子大，每服以粥飲下五丸，日三服。量兒大小，以意加減。

聖惠治小兒大便青，不欲食，皆是胎寒，當歸丸方

當歸（剉，炒）　人參　白芍藥

芎藭各半两　甘草乙分炙

右件藥擣羅為末、煉蜜和丸如麻子大、每服以乳汁下三丸、日三服、量兒大小、以意加減、

吉氏家傳、治小兒驚瀉青屎方、

右用朱砂末粒大細研、入輕粉少許、荆芥湯一茶脚調下、

小便白第十二

莊氏家傳、小兒尿作白米泔狀、未久皆痱、乃腸熱所作方、

越桃一枚（即山梔子也）

右同灯心二十莖煎湯細呷即尿青

吉氏家傳治心藏熱口瘡目赤尿如米泔

金露散方

鬱金（半兩） 甘草（剉二兩） 滑石（半兩）

右細末每服一字冷麥門冬熟水調下

小便淋瀝第十三

巢氏病源小兒諸淋候小兒諸淋者腎與膀胱熱也膀胱與腎為表裏但主水水入小腸下於胞行於陰為小便也腎氣下通

病源車作章、

於陰、陰水液之道路、膀胱津液之腑、膀胱熱、津液內溢、而流於澤、水道不通、水不上不下、停積於胞、腎氣不通於陰、腎熱其氣則澀、故令水道不利、小便淋瀝、故謂為淋、其狀小便出少起數、小腹急痛引臍是也、又有石淋氣淋熱淋血淋寒淋諸淋、形證隨名具說於後車、而以一方治之者、故謂諸淋也、

茅先生、小兒生下有諸般淋瀝、砂石淋所出砂石、此腎中有客熱、冷淋遺下白色、時

時滴瀝、此下焦極冷、熱淋瀝痛不出、此腎中有客風、血淋如血、此五藏甚熱、熱極之候、其所治前件諸淋、用滑石散、夾羊灰散與服即愈。二方並見本門中、如調理冷淋、要夾溫藥與服、如見面黑色肚膨脹、不進食、惡吐唇縮、死候不治。

張渙謹按小兒小便淋澀、與大人無異、亦由膀胱有熱所致、諸淋難澀甚者、臍下妨悶、心神煩熱、

嬰童寶鑑、小兒淋者、膀胱積熱、尿莖不通、

乃淋瀝痛也、
嬰童寶鑑、小兒尿時啼哭而尿少者、緣氣
滯膀胱、莖中澀痛者淋也、
玉訣、小兒淋瀝候歌、
小兒淋瀝膀胱熱、氣滯因風膀裏結、
聚積胞中砂石淋、熱極氣攻還變血、
此候解熱利下小腸風毒妙矣、又一云
此患利小便、去風毒、即無悞也、
又一玉訣、小兒淋瀝候歌一同、云、先與姜
黄散（方見血淋門鳳髓經方同、）次與石葦散（方見本門）利小

便通心氣、

石壁經三十六種內五種淋瀝候歌

五淋之病熱相傳、一一須分病本源、
或積呌啼生水積、忽然餮食在脾間、
次後復還歸腎藏、至今淋瀝小便怯、
但觀眼尾紅筋見、一云、但看眼尾紅雲見、
有血相和汗不乾、一云、青筋垂至耳旁边、
肚中青筋垂至腹、鳳髓經云、垂至伏注云、伏乃陰囊也、
定知砂石痛難安、
兩脣乾燥如皮退、四十八候、此一句舌上如同粟米粿

此是風淋定惡痊、下陰不膧氣不急、

下陰總膧氣相煎、

先與寬腸海金散、鳳髓經云、先与寬腸散子吃、

必能通達使安全、

此因膀胱熱使然也、或熱逼水聚結砂石、若肺經熱氣滯、使小腸不分、亦為淋疾、脾積而飲食不足、亦為此疾、治當去膀胱毒氣、次寬脬脹、即愈也、海金散方見本門、

鳳髓經歌括一同、有注云、血淋宜與薑黃散、方見血淋門熱淋宜與石韋散、方見本門、玉訣方同。

千金地膚子湯、治小兒熱毒入膀胱中、忽患小便不通、欲小便則澀痛不出、出少如血、須臾復出方、

地膚子　瞿麥　知母

黃芩　枳實麩炒　升麻

葵子　猪苓各六銖　海藻

橘皮　通草各二銖　大黃十八銖

右十二味、㕮咀、以水三升、煮取一升、一日至七日、兒一合為三服、八日至十五日兒一合半為三服、十六日至三十日

兒二合為三服、四十日兒、以此為准、五十日以上、七歲以下、以意加藥益水、

千金、治小兒淋方、

右用車前子一升、水二升、煮取一升、分服、

千金又方、

右煮冬葵子升服之、聖惠以冬葵子為散、水煎服、

千金、又方

右取蜂房亂髮燒灰、以水服一錢匕、日

再、

千金、治淋痛方、

右用猪脂、酒服三合、日三、小兒服一合、

臘月者、聖惠煉臘月猪脂去滓、每服一

粟殼、暖酒一合攪匀、空心午間各一服、

陶隱居及圖經、小兒淋閉方、

右以衣魚摩臍、及小腸、即溺通也、

聖惠、治小兒諸淋臍下妨悶心神煩熱、石

鷰丸方、

石鷰 細研　瞿麥　梔子仁

滑石細研 木通剉 葵子
海蛤細研已上各半兩
右件藥擣羅為末，煉蜜和，丸如菉豆大，
每服以葱白湯下七丸，日三四服，量兒
大小，以意加減。
聖惠，治小兒諸淋澀，水道中痛，臍下痞滿，
石韋散方，
石韋去皮 葵子 木通剉
赤茯苓 車前子 瞿麥
榆白皮剉已上各半兩 滑石乙兩

右件藥擣、羅為散、每服一錢、以水一
小盞、入葱白五寸、煎至六分、去滓、分為
二服、如人行十里再服、量兒大小、以意
加減、

聖惠、治小兒諸淋、及熱結赤澀不通、木通
散方、

木通　桑根白皮各剉　冬葵子
川芒硝各乙分　滑石半兩

右件藥擣、細羅為散、每服以葱白湯調
下半錢、日三四服、量兒大小、以意加減、

聖惠治、小兒諸淋澀痛不利、石韋散方、

石韋半兩　赤芍藥　川大黃剉微炒

麥門冬去心焙　甘草炙微赤剉　川升麻

川朴消已上各乙分

右件藥擣、麤羅為散、每服一錢、以水一小盞、煎至六分、去滓、不計時候、量兒大小、分減服之、

聖惠治、小兒諸淋澀、臍下連兩膀胱妨悶、及大腸氣壅、牽牛子圓方、

牽牛子微炒　川大黃剉微炒　川升麻

郁李仁（湯浸去皮炒研入） 川朴消（各半兩）

滑石 海蛤（各乙兩細研）

右件藥擣羅為末，煉蜜和，丸如菉豆大，每服用温水研下七丸，日三四服，量兒大小以意加減。

聖惠治小兒諸淋澀，心煩悶亂，車前子散方。

車前子 麥門冬（去心） 石鷰（各半兩）

右件藥擣粗羅為散，每服一錢，以水一小盞，煎至五分，去滓，不計時候，量兒大

小、分減溫服、

聖惠又方、

冬葵子 乙兩 瞿麥 半兩

右件藥擣、粗羅為散、每服一錢、以水一小盞、煎至六分、去滓、不計時候、量兒大小、分減溫服、

聖惠又方、

右取小豆葉擣絞取汁、每服一合、量兒大小、分減服之、

荆先生、治小兒諸般淋、滑石散方。

滑石末　地龍去土

右二味等分為末，每服半錢一錢，用灯

心通草甘草煎湯調下。

莿先生治小兒諸淋，羊灰散方。

右用羖羊須燒灰為末，每服一錢，用熱

酒調下。

嬰孺治小兒大人淋，葵子湯方。

陳葵子　石韋去毛，各三分　棗三十ケ，去核

滑石八兩

右以水五升，煮三升，一服一升，小兒減

服、

嬰孺又方、

滑石（乙分半）　石韋（去毛二分）

右為末、醋水服一刀圭、大人二方寸匕

嬰孺治小兒小便赤澀、車前湯方、

車前草汁（七合）　冬瓜汁（五合）

右相合、一二歲為四服、三四歲為三服

百日兒一合、

漢東王先生家寶、治小兒小便淋澀不通

如聖散方、

海金砂　滑石各乙分

右為末，每服一字，或半錢，煎燈心湯調下。

張渙石鷰丹方，治小便淋澀痛悶。

石鷰燒赤，醋淬，放冷，細研　瞿麥

滑石各乙兩　木通剉　海蛤細研，各半兩

右件擣羅為細末，煉蜜和，丸黍米大，每服十粒，以葱白湯下，食前，量兒大小加減。

張渙石韋散方，治諸淋澀，水道中痛，臍下

妨悶、

石韋乙兩去毛　冬葵子　木通剉

赤茯苓　車前子各半兩　瞿麥

榆白皮剉　滑石　甘草各乙分

右件藥擣、羅為散、每服一錢、以水一小盞、入葱白五寸、煎至六分、去滓溫服、如人行十里再服、量兒大人加減、

冬葵子散方、治腎熱、水結化爲有淋、甚者水道中澀痛、不可忍、

冬葵子乙兩　石南　榆白皮剉

石韋去毛　木通剉，已上各半两

右件藥擣羅為散，每服半錢，以葱白湯下，日三服，量兒大小加減。

張渙又方滑石散

滑石　葳蕤根　石韋去毛，各乙两

右件藥擣羅為散，每服半錢，煎大麥飲清調下，日二服，量兒大小加減。聖惠專治石淋。

張渙朱砂散方，治心神煩躁，小便赤澀不通。

朱砂別研細乙兩　滑石　犀角屑各半兩

黃芩　甘草炙微赤剉　車前子各乙分

右件藥擣羅為散、又朱砂同拌勻、每服半錢、煎竹葉湯調下、食前、

嬰童寶鑑、治小兒淋瀝、滑石散方、

滑石　瞿麥　葵子炒

芸薹子　甘草炙　山梔仁

鬱金　海金砂各乙分末

右件研勻、用燈心蔥湯調下半錢、

九籥衛生、寸金散、療小兒小便不通、赤澀

淋痛方、

蒲黄　滑石各乙分

右同為細末、每服一錢、煎燈心湯調下、

沙糖水亦妙、

聚寶方通神散、治小兒五痳淋方、

石鷰子一枚、先為細末、再研　石膏半兩

右二味為細末、每服一字、煎三葉酸漿

草湯調下、甚者再三服、口姜忌生冷油膩、

玉訣石膏散、通小便淋熱澀痛方、

石膏去毛　瞿麥　海金砂

滑石　木通　甘草炙已上各等分

右為末，每一錢，炒燈心煎湯調下。

三十六種治五淋，車前子散方。

車前子　滑石

右等分為末，粥飲調下。

三十六種治五淋，朴消散方。

朴消三分別研　滑石半兩　甘草炙二分

右為末，每服半錢，葱湯調下。

四十八候治五淋，海金散方。

海金砂二分　滑石　甘草炙

萹竹　鬱金皂角煮三五次已上各乙分
木通　瞿麥　大黄蒸各乙分
右細末每服一錢煎木通湯下風淋蔓荊子湯冷淋白姜湯日進三服

吉氏家傳治淋瀝兼醫瘡毒甘露散方

石膏　寒水石各一兩　甘草乙刀炙
右件為末每服半錢井華水調下米泔亦得

朱氏家傳治小兒小便不利澀痛白附子散方

白附子　滑石各末等分

右件以酸漿子汁調下

長沙醫者鄭愈傳治淋瀝通神散方

石鷰子乙ケ去煆　石膏乙分　海金砂

木通各二分

右為末每服一錢酸漿草湯下甚妙不

過三服

長沙醫者鄭愈傳治小兒小便結熱澀淋

等退熱梔子散方

梔子仁七ケ　芍藥二分　木通三分

右為粗末，每服二錢，入燈心三兩條，水一盞，煎至七分，去滓溫服。

石淋第十四

巢氏病源小兒石淋候：石淋者，淋而出石也。腎主水，水結則化為石，故腎容砂石。腎為熱所乘，熱則成淋。其狀小便莖中痛，尿不能卒出，時自痛引小腸，膀胱裏急，砂石從小便道出，甚者水道塞痛，令悶絶也。

葛氏肘後小兒淋若石淋方

右散粘牛陰頭毛燒末，以漿醬汁一服一

刀圭日再之、

外臺文仲療小兒淋兼石淋方

榆皮　瞿麥各六分

右二味切、以水一升、煮酒半升、去滓、分溫服之、

外臺文仲又方

小麥一合　葱白一握

右二味、以水一升、煮去滓、取一半、分服之、

聖惠治小兒石淋、水道中澀痛不可忍、葵

子散方、

冬葵子　石南　榆白皮剉

石韋去毛　木通剉，已上各半兩　滑石乙兩，細研

右件藥擣、細羅為散、每服以葱白湯調下半錢、日三四服、量兒大小、以意加減、

聖惠又方、

滑石二兩　石韋去毛　子芩各三分

右件藥擣、細羅為散、每服以粥飲調下半錢、日三四服、量兒大小、以意加減、

聖惠、治小兒石淋澀痛心煩方、

甘草（炙微赤剉） 乾姜（炮裂剉各乙两） 鷄糞白（半两微炒）

右件藥擣細羅為散每服煎小麥飲調下半錢日三四服量兒大小加減服之

聖惠治小兒五七歲石淋莖中有砂石不可出者宜服鷄糞白散方

右用鷄糞一兩炒合黄擣細羅為散以水一大盞露一宿每服用此水一合調散半錢服之日三四服當下砂石量兒大小以意加減

聖惠又方

右擣細瞿麥一两、羅為散、每服以溫酒調下半錢、日三四服、量兒大小、以意加減、

聖惠、又方、

右以桃膠半两、熱湯一中盞、化膠令消、去滓、量兒大小、分減頻服、

嬰孺、治小兒石淋、小便難方、

右蝟屎以飲服一刀圭、

嬰孺、治小兒石淋氣淋、桂心散方、

桂心一分　蜂房二分

右為末，酒或麥汁服一刀圭。

吉氏家傳石韋散，治小兒風熱，砂石淋方。

石韋去毛 海金砂 木通

滑。已上各等分

右為末，每半錢，或一錢，瞿麥湯下。

氣淋第十五

巢氏病源小兒氣淋候：氣淋者，腎虛，膀胱受肺之熱氣，氣在膀胱，膀胱則脹，膀胱主氣，氣為熱所乘，故流入膀胱，膀胱與腎為表裏，膀胱熱則氣壅不散，小腹氣滿，水不

宣利故小便澀成淋也其状膀胱小腹满
尿澀常有餘澀是也亦曰氣癃診其少陰
脉数者男子則氣淋也

集驗方治氣淋抵聖散

赤芍藥一两生　檳榔一个麵裹煨黄

右為末每服一錢水一盞煎七分空心
日三服立差兒小分减服

嬰孺治小兒氣癃方

右用牸牛陰聚毛灰研以温米飲服一
刀圭日再其疾立差

熱淋第十六

巢氏病源小兒熱淋候、熱淋者、三焦有熱、氣傳於腎與膀胱、而熱氣流入於胞而成淋也、

聖惠、夫小兒小便赤澀不通者、由膀胱與腎俱有熱故也、腎主於水、膀胱為津液之腑、此二經為表裏、而水行於小腸、入於脬、為小便、今藏腑有實熱、熱行於脬、故令小便赤澀不通也、

聖惠治小兒壅熱、小便赤澀不通、水道中

澁痛不可忍子芩散方

子芩　冬葵子　車前子

茅根剉各乙兩　滑石二兩

右件藥擣麤羅為散每服一錢以水一小盞煎至六分去滓不計時候量兒大小以意分減服之

聖惠治小兒臟腑壅熱心神煩躁小便赤澁不通大青散方

大青　川升麻　瞿麥

甘草炙微赤剉　黃芩各半兩　川大黃剉微炒

川朴消　滑石各三分

右件藥擣、細羅為散、每服不計時候、以温水調下半錢、看兒大小、以意加減、

聖惠、治小兒心藏熱盛、煩躁不安、小便赤澀不通、朱砂散方、

朱砂　鉛霜各細研　犀角

黄芩　甘草微炙赤剉　車前子各一分

滑石細研　川朴消各半兩

右件藥擣、細羅為散、入研了藥令勻、不計時候、煎苦竹葉湯下半錢、看兒大小

以意加減。

聖惠又方。

冬葵子　滑石（細研三分）　梁上塵

黄芩　甘草（炙微赤剉各半兩）

右件藥擣細羅為散，不計時候，煎葱白灯心湯調下半錢，量兒大小，以意加減。

聖惠又方。

生地黄汁（二合）　牛蒡葉汁　蜜（各乙合）

右剉藥相和令勻，每服一合，調下滑石細末半錢，臨時着兒大小，分減服之。

聖惠治小兒熱極、小便赤澀不通、尿輙大啼、水道中痛、滑石散方、

滑石 乙兩　子芩　車前子

赤茯苓 各半兩　冬葵子　木通 剉，各三分

右件藥搗麤羅為散、每服二錢、以水一小盞、煎至五分、去滓、不計時候、量兒大小、分減溫服、

聖惠治小兒小便赤澀、服藥即通、無藥即澀、宜服車前子散方、

車前子　子芩　赤茯苓

琥珀已上各乙两　滑石二两　木香通三分剉

甘草半两炙微赤剉

右件藥擣、麄羅為散、每服一錢、以水一小盞、煎至五分、去滓、不計時候、量兒大小、分減溫服、

聖惠治小兒赤澀不通、宜服此方

滑石二两　木通一两　葵子一分

右件藥擣、麄羅為散、每服一錢、以水一小盞、煎至五分、去滓、不計時候、量兒大小、分減溫服、

血淋第十七

巢氏病源小兒血淋候、血淋者、是熱之甚甚者則尿血、謂之血淋、心主血、血之行身通遍經絡、循環腑藏、其熱甚者、血即散失其常經、溢滲入胞、而成血淋矣、

聖惠、夫小兒血淋者、是熱淋之甚、則變成血淋也、心主於血、血之行身、通於膀胱、而熱氣流入於脬、即成血淋矣、

聖惠、治小兒血淋澀痛、心躁躰熱、犀角屑散方、

犀角屑　黄芩　石韋去毛
當歸剉　赤芍藥已上各半兩
蒲黃乙兩
右件藥搗麄羅為散，每服一錢，以水一
小盞，入生地黃半分，青竹茹半分，煎至
五分，去滓，不計時候，量兒大小，分減服
之。
聖惠又方。
車前子　茅根各剉乙兩
右件藥搗麄羅為散，每服一錢，以水一

小盞入生地黃一分煎至六分去滓不計時候量兒大小分減服之

聖惠治小兒血淋日夜淋澀小腹及陰中疼痛露蜂房灰散方

露蜂房灰　亂髮灰各乙分　滑石乙兩

海蛤半兩

右件藥都細研為散不計時候以溫水調下半錢量兒大小以意加減

聖惠又方

榆白皮剉　瞿麥　蒲黃已上各乙兩

右件藥擣麄羅為散，每服一錢，以水一小盞，煎至六分，去滓，不計時候，分溫二服。

聖惠又方

車前葉（汁） 冬瓜（汁） 蜜（各一合）

右件藥相和令勻，看兒大小，分減服之。

聖惠又方

石膏（一兩，去毛） 白膠（炙令黃燥） 戎鹽（各半兩）

右件藥擣麄羅為散，每服一錢，以水一小盞，煎至五分，去滓，不計時候，量兒大

小分減温服

聖惠又方

右用牯牛陰聚毛燒灰細研不計時候以粥飲調下半錢量兒大小分減服之

聖惠又方

右用蜥蜴一枚燒灰細研為散不計時候以温酒調下半錢量兒大小加減服之

譚氏殊聖方

小兒淋病最愁人驚痛連心不暫停

尿血有時三兩滴，忽然驚叫不堪聽。
石韋石鷰酸漿草，立便通流保再生。

通神散

石鷰子乙个　石韋半兩共為末

右煎醋草子湯下，甚者三服，大人半錢，小兒一字。醋草子，即酸漿草也。

張渙蒲黃散方，治膀胱熱甚，血淋，水道澀痛。

蒲黃　冬葵子　生地黃各半兩

右件藥擣，羅為細末，每服一錢，以水

一大盞、煎至六分、去滓温服、量兒大小
加減、
鳳髓經姜黄散、治小兒血淋方、
右姜黄一味爲細末、每服半錢、酒調下、
日進三服、若通利不可再服、
古氏家傳治便血并血淋方、
黄芩　巴戟　菊花
白术各等分
右件爲末、用燈心煎湯、同麝香臘茶下
二錢、

長沙醫者丁時發傳、姜黄散、治血淋方

右姜黄末半錢、或十字、輕粉少許相和、

沙糖水調下、

寒淋第十八

巢氏病源小兒寒淋候、寒淋者、其病状先寒顫然後尿是也、小兒取冷過度、下焦受之、冷氣入胞、與正氣交争、寒氣勝則顫寒、正氣勝則顫寒解、故得小便也、

集驗方治小便寒淋不禁、

赤茯苓 肉桂各半兩去皮

右為末、用稀糊丸、如菉豆大、每服五十、
加熟水下、不拘時、兒小量之、
巢義叔和參八味丸、治陰虛小便難、幷寒
淋方、
熟乾地黄八兩　山藥　山茱萸各四兩
澤瀉　赤茯苓　牡丹皮各三兩
桂去皮　附子　元參
赤芍藥各二兩
右末之、煉蜜丸桐子大、每服三十丸、煎
赤茯苓湯下、日二、兒小者丸如菉豆大、

每服量大小、十丸二十丸、

痔疾第十九

巢氏病源痔候、痔有牡痔牝痔脈痔腸痔血痔酒痔、皆因勞傷過度、損動血氣所生、小兒未有虛損而患痔、止是大便有血出、腸內有結熱故也、

聖惠治小兒痔疾、肛邊生結核、疼痛寒熱、鼈甲散方、

鼈甲（塗醋炙令黃去裙襴） 蝟皮（炙令黃各一兩）

蛇蛻皮（燒灰） 檳榔（各三分） 露蜂房（半兩微炙）

麝香一分細研　猪懸蹄甲七枚炙令焦

右件藥擣細羅為散、入麝香都研令勻、每服食前、以粥飲調下半錢、量兒大小、加減服之。

聖惠治小兒久不差痔疾、肛邊痒痛、桑木耳散方、

桑木耳微炒　槐耳微炒　蝟皮炙令黃

當歸剉微炒　羌活已上各半兩

枳殼一兩麩炒微黃去瓤

右件藥搗細羅為散、每服以粥飲調下

半錢，日三四服，量兒大小，加減服之。

聖惠治小兒痔疾下血無時，榼藤子散方：

榼藤子（一枚，去殼微炙）　牛角鰓（灰乙兩）

皂莢子（一百枚，與榼藤子麩同以酥炒令黄）

醋石榴皮（炙半兩）

右件藥搗細羅為散，每服以溫酒調下半錢，日三四服，量兒大小，加減服之。

聖惠治小兒痔疾結硬撼痛不止，龜甲散方：

龜甲（一兩，塗醋炙令黄）　蛇蜕皮（燒灰）

猪後懸啼甲微炙焦各乙两　露蜂房半两微炙

麝香乙分細研

右件藥擣、細羅為散、入麝香都研令匀、每服以温酒調下半錢、日三四服、量兒大小、加减服之、

聖惠治小兒痔疾下血不止、熱毒氣流注、發歇疼痛槐鵝散方、

槐鵝　側柏微炙黄　荆芥穗

椶櫚燒灰　黄牛角䚡燒灰　牛膝去苗各半两

右件藥擣、細羅為散、每服以粥飲調下

半錢、日三四服、量兒大小、加減服之、

聖惠、治小兒痔疾下血、大腸疼痛、蝟皮散方、

蝟皮 炙令黃　枳殼 麩炒微黃去瓤　木賊

當歸 剉微炒　槐鵝 微炙各一兩

右件藥擣、細羅為散、每服以粥飲調下半錢、日三四服、量兒大小、加減服之、

聖惠、治小兒痔疾下血不止、雞冠花散方、

雞冠花 焙令香　羌活 各一兩　椶櫚 仁兩燒灰

右件藥擣、細羅為散、每服以粥飲調下

半錢、日三四服、量兒大小、加減服之、

聖惠、治小兒痔疾下血不止、黄耆散方、

黄耆剉　枳殼麸炒微黄去瓤

側栢葉炙微赤剉各乙兩

右件藥擣、細羅為散、每服以粥飲調下

半錢、日三四服、量兒大小、加減服之、

聖惠、治小兒痔疾下血、發歇不定方、

荆芥　枳殼去炒微黄去瓤　薄荷各乙兩

右件藥擣、細羅為散、每服以粥飲調下

半錢、日三四服、量兒大小、加減服之、

聖惠治小兒痔疾痛不可忍木賊圓方

木賊乙兩 榼藤子二枚去殼塗酥炙黄

烏賊魚骨二兩

右件藥擣羅為末煉蜜和圓如菉豆大不計時候以温酒下五圓看兒大小以意加減

聖惠治小兒痔疾疼痛腫硬不消宜用坐藥方

蛇床子 荆芥各末半兩 蝸牛三七枚

右件藥爛研塗在紙上每發時先用白

礬熱水洗痔頭子、後用被褥上安藥紙、坐三兩上差、

聖惠治小兒痔生肛邊如鼠乳、及成瘡、痛楚至甚宜服川山甲散方、

穿山甲二兩炙令黃 麝香半分細研

右件藥擣研令勻細、每於食前煎黃耆湯調下半錢、量兒大小、加減服之、

聖惠治小兒痔下血不止、肛邊生鼠乳疼痛櫸株菌子元方、

櫸株菌子 黃牛角䚡炙黃各乙兩

葫荽子乙合　蝦蟆

鰻鱺魚頭各乙枚炙令黃

右件藥搗羅為末，以水煎白膠香，和丸如彈子大，用餅內，如裝香法，燒一圓，薰下部，差。

聖惠治小兒痔疾下部癢悶熨藥方。

枳實二兩麸炒微黃　木香

鬼白已上各乙兩

右件藥搗麤羅為散，以頭醋和勻，炒令熱，用青布裹熨，日二用之。

聖惠、治小兒痔疾、鼠乳生肛邊、煩熱疼痛

槐子圓子、

槐子微炒　黃芩各二兩

榼藤子二枚去殼炙令黃

右件藥擣、羅為末、以水浸蒸餅、和圓如菉豆大、每服以桑耳湯下五丸、日三四服、量兒大小、加減服之、

聖惠、治小兒腸痔、下血不止方、

右用榼藤子三枚大者、以七八重濕紙裹煨、良久脹起、取去殼、用內細切碾羅

為散、每服以黃耆湯調下半錢、量兒大小加減服之、

聖惠又方、

右用牛角䚡二兩、炙令黃焦、擣細羅為散、每於食前以溫酒調下半錢、量兒大小加減服之、

聖惠又方、

右細剉蝟皮一枚、於缾內燒、煙熏痔上差、

張渙治小兒痔疾、皆因勞傷過度、損動血

氣、其臭有蟲甚微細難見、蝟皮散方、

蝟皮（燒灰） 鱉甲（塗酥炙黃去裙襴）

蛇蜕皮（燒灰各乙兩） 露蜂房（半刃煨炙）

已上擣羅為細末、次入

麝香、（乙分）

右件同拌匀、每服半錢、米飲調下、量兒

大小加減、

張渙又方、椶櫚散、

椶櫚（燒灰） 荆芥（去枝梗） 側柏（炙黃各乙兩）

牛膝 枳殼 黃耆（各半兩）

右搗羅為細末，每服半錢，米飲調下，乳食前。

王氏手集，治腸風下血，或臧痔疾，烏金散方。

槐花（良石器中炒紫色秤乙兩）

枳殼（麵炒去瓤秤二分）

荊芥穗（去皮梗秤半兩）

右件擣羅為細末，每服一錢，米飲調下，兒小半錢。

長沙醫者丁時發傳，治小兒痔疾下血，大

腹疼痛蝟皮散方

蝟皮（炙） 枳殼（麩炒） 當歸

槐花（微炙） 木賊（各乙兩）

右件為末，每服半錢，用米飲調下，一日三服。

幼幼新書卷第三十

幼幼新書

三十一

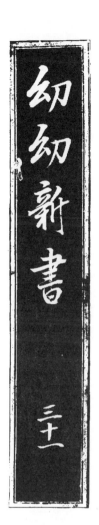

幼幼新書卷三十一 三蟲癩疝凡九門

蟲動第一
蚘蟲第二
蟯蟲第三
寸白蟲第四
癩疝第五
偏癩第六（亦名差癩）
陰腫第七
陰瘡第八
吊起外腎第九

蟲動第一

巢氏病源小兒三蟲候、三蟲者、是長蟲赤蟲蟯蟲、爲三蟲也、猶是九蟲之數也、長蟲蚘蟲也、長一尺、動則吐清水而心痛、貫心即死、赤蟲狀如生肉、動則腸鳴、蟯蟲至細微、形如菜蟲也、居洞腸間、多則爲痔、劇則爲癩、因人瘡處、以生諸癰疽癬瘻瘑疥齲蟲、無所不爲、此即九蟲之内三者、而今則别立名、當以其三種偏發動成病、故謂之三蟲也、

外臺肘後、三蟲者、謂長蟲赤蟲蟯蟲也、乃有九種、而蟯蟲及寸白、人多病之、寸白從食牛肉飲白酒所成、相連一尺則殺人、服藥下之、須結裹潰然出盡、乃佳、若斷者相生未已、更宜速除之、蟯蟲多是小兒患之、大人亦有其病、令人心痛、清朝口吐汁煩躁則是也、其餘各種種不利人、人胃中無不有者、宜服藥以除之、

錢乙論、蟲痛面㿠白、心腹痛、口中吐沫、及清水出、發痛有時、安蟲散主之方見本門中小

兒本怯者多此病、積痛食痛虛痛大同小異、惟蟲痛者當口淡而沫自出、治之隨其證、

錢乙論蟲與癇相似、小兒本怯、故胃虛冷、則蟲動而心痛、與癇略相似、但目不斜、手不搐也、安蟲散主之、（方見本門）

錢乙論蟲痛訣死云、辛氏女年五歲、病蟲痛、諸醫以巴漆硇砂之屬治之、不效、至五日外多哭而俛仰臥不安、自按心腹、時大叫、面無正色、或青或黃、或白或黑、目無光

而慢脣白吐沫、至六日、胷高而卧不安、錢詳而視之、用蕪荑散三服、見目不除青色、大驚曰此病大困、若更加瀉則為逆、至次日錢見辛日夜來三更而瀉、錢於瀉盆中看如藥汁以杖攪之、見有藥丸、錢曰、此子肌厚當氣實、今證反虛不可治也、何以然、師曰、脾虛胃冷則蟲動、今反目青此肝乘脾、又脾加瀉、知其氣極虛也、而丸藥隨糞下、即脾胃已脫、兼形病不相應、故知死病、後五日昏篤、七日而死、

張渙謹按小兒胃氣久不和、自須蟲動不安、令兒腹中痛甚者、往來上下、痛有休止、狀若風候、六七歲以外、不因吐利而作者、多是食甘肥物等而作、若攻心即致夭折、亦非小疾、切宜慎之、

千金治小兒三蟲方、

雷丸　芎藭

右二味、各等分為末、服一錢匕、日二、

千金、治肝勞生長蟲、在肝為病、恐畏不安、眼中赤方、

雞子五枚去黃 乾漆四两 蠟
吳茱萸東行根皮各三两 粳米粉胖
右五味，擣茱萸皮為末，和蘗銅器中煎，
可圓如小豆大，宿勿食，旦飲服一百丸，
小兒五十丸，蟲當爛出。集驗方無茱萸根，名雞子丸。

外臺古今錄驗療長蟲雞子丸方

雞子白三枚 乾漆四两熬乙本無 蠟三两
粳米粉半斤
右四味，內銅器中，於微火上煎，攪令調，
內粉令凝，可丸，下置土上，總溫，又內雞

子攪令相得，又煎令可丸，宿勿食，以飲下小豆許大一百二十丸，小兒五十丸，效驗。

外臺肘後療三蟲方，

茱萸根（取東引指大者長一尺） 栝樓（四兩切）

右二味細剉茱萸根，以酒一升漬之一宿，旦絞去滓，宿勿食，旦空腹先喫脯，然後頓服之，小兒分再三服，亦療寸白蟲。

外臺范汪療三蟲，白歛丸方，

白歛 狼牙 雚蘆

桃花　貫衆（各三分）　橘皮（二分）
蕪荑（一分）
右七味擣篩、蜜丸如小豆大、宿勿食、旦
以漿水服一劑、日中乃食立下、一男子
病大腹面黄、欲食肉服此藥、下赤蟲如
筝莖一尺、已有頭目百餘枚、病愈、又九
江謝丘病脇下有積、大如盃、少腹亦堅、
伏痛上下移、嘔逆喜噫、心下常痛、欲食
肉服此藥下虫魚頭足、赤身有口尾、貳
百餘枚、得愈、又九江陳公病大腹煩滿。

常欲食生菜服此藥下白蟲大如臂小者百餘枚立差姙身婦人不得服之

圖經主小兒魚韋瘗（癧）子寒熱大腹殺蟲

右用苦瓠苗子煮汁服亦生擣絞汁服亦研薄小兒閃癖生故壚墻塹間高二三尺子作角如撮口袋中有子如珠熟則赤色

譚氏殊聖方

小兒心悶氣頻虔喘息脣焦四體虛
乳食朝朝饒嘔吐連脾脹滿甚崎嶇
大都脾胃虛多擾頭熱時時面似朱

輕粉大黄寒水石、水銀調喫汞消除、

育神散

大黄末　馬牙硝　水銀各分

膩粉半分　寒水石二分研

右件研令水銀星盡、每服一字、熱水調下、一歲以下半錢、

譚氏殊聖方、

小兒蟲咬痛攅心、晝夜連声忍不禁、
龍象胡連熊膽汁、當門子入勝千金、
牛黄末生米汁為使、頻服三字蟲不侵、

六味若能丸一處、小兒得喫免痾沉、

勝丸子 一名勝金丸

胡黃連 末半錢 蘆薈 腦麝 各一字

牛黃 半字、四味並研、

右為末、以熊膽和、丸如豆大、每服三五丸、生米泔汁研下、忌一切毒物、

譚氏殊聖治小兒九蟲、或蟲咬心痛、口吐清水、面色青黃、手足逆冷、或吐利下蟲、及蟲蝕下部、生疳䘌瘡、或五痔、勝金散方、

黑狗脊 去毛 白蕪荑 去輪皮 各一兩

右為末，每服一錢，煎淡肉湯調下，食前，
如下部生瘡痔，以生油調塗瘡上，甚效。

茅先生小兒取痱蟲，檳榔散方：

檳榔　雷丸湯浸去皮　史君子肉
畫粉各半兩　膩粉一分

右件為末，每用一錢匕，炙牛肉摻喫，不久即使取下蟲來。

嬰孺治九蟲，貫衆丸方：

貫衆伍分炒　雚蘆十二分炒　狼牙子
蕪荑炒各四分　石蠶　雷丸

蜀漆　蠸蠶　厚朴炙各三分

右為末、蜜丸梧子大、夜臥晨起、以苦酒漿服七丸、日進三服、以知為度、此方貫衆主白蟲、蠸蠶主弱蟲、雚蘆主長蟲、狼牙子主胃蟲、藜蘆主肉蟲、石蠶主蚘蟲、雷丸主赤蟲、蜀漆主肉蟲、厚朴主肺蟲、

大九蟲、一曰伏蟲、廣一寸、長四寸、二曰長蟲、名蚘蟲、長一尺、貫心害人、三曰白蟲、長一寸、四曰肉蟲、如爛杏、令人煩滿、五曰肺蟲、如蠶形、令人欬逆、六曰胃蟲、

如蝦蟆，令人嘔逆吐；七曰弱蟲，如瓜瓣，令人多唾煩滿；八曰赤蟲，狀如生肉，令人腹中鳴；九曰蟯蟲，狀如痛蟲，令人下部痒。悉主之，累試大驗。

錢乙安蟲散方

胡粉炒黃　檳榔　川楝子去皮核秤

鶴虱炒黃各兩　白礬一分鐵器內火上熬枯秤

右件為細末，每服一字，大者半錢，溫米飲調下，痛時服。博濟名鶴虱散方。

錢乙安蟲丸治上中二焦虛，或胃寒蟲動

及痛、又名苦楝丸方、

乾漆（三分杵碎炒煙出盡） 雄黃（一分）

巴豆霜（一錢）

右為細末、麵糊丸黍米大、看兒大小與服、取棗引石榴根煎湯下、痛者煎苦楝根湯下、或蕪荑湯下五七丸、至三二十丸、發時服、

錢乙又方、蕪荑散、

白蕪荑（去扇秤） 乾漆（炒各等分）

右為細末、每服一字半錢、或一錢、米飲

調下發時服古方杜壬養生必用方同
杜亦治胃寒蟲上
錢乙附方治小兒蟲咬心痛欲絶
五靈脂末二錢匕 白礬半錢火飛
右同研每服一二錢水一盞煎至五分
溫服無時當吐出蟲
張渙黄金散方專治吐利後蟲動
乾漆一兩 白蕪荑半兩 肉荳蔻半兩
已上擣羅爲細末次用
水磨精明雄黄三分細研

右件都研令極細，拌勻，每服半錢，煎葱白湯入生油一點同調下，須調令勻熟，藥冷即再温，動乳煎。

張渙黑金散，每於晝煩已前服之，得眠睡為驗。

乾漆二兩　肉桂一兩　草荳蔻各半兩

石榴根　水磨精明雄黃

右件於瓦器中燒存性，擣羅為細末，乳鉢內研極細，每服一字至半錢，研入麝香少許，煎粟米飲調下，量兒大小加減。

張渙補胃膏治有蟲心腹痛甚，不可忍者。

高良姜（微炮） 肉桂（刮去皮，各一两） 肉荳蔻

乾漆（燒存性） 烏梅肉（炒乾，各半两）

右件擣羅為細末，鍊蜜和，丸如雞頭大，每服一粒至二粒，米飲化下，乳食前。

張渙烏梅丹，治久痢蟲動，及傷寒蛔厥，並宜服之。

烏梅肉（一百枚，炒焦） 川黃連（三两）

當歸（洗焙乾） 乾姜（各二两） 附子（炮裂，去皮臍）

細辛 桂心（去皮） 人參（去芦頭）

蜀椒揀去閉目双仁着炒香熟出汗　黄蘗各一两

右件擣羅為細末，錬蜜和，於石臼中擣一二百下，如黍米大，每服十粒，米飲下，量兒大小加減。

張渙化蟲丹方，治五六歲以上，小兒食甘肥過多蟲動，

鶴虱揀淨　檳榔　苦楝根各一两

已上擣羅為細末，次入

胡粉細研　白礬飛過各半两

右件都為細末，拌勻，用白麪糊和，丸如

黍米大、每服十粒、以温漿水、入生油一兩點同下、不拘時候、大醫局化蟲丸方同、仍云小兒疾病多有諸蟲、或因腑藏虛弱而動、或因食甘肥而動、其動則腹中疼痛、發作結聚、往來上下、痛無休止、亦攻心痛、叫哭合眼、仰身撲手、心神悶亂、嘔噦、涎沫、或吐清水、四肢羸困、面色青黄、飲食雖進、不生肌膚、或寒或熱、沉沉嘿嘿、不的知病之去處、其蟲不療則子母相生、無有休止、長一尺則能害人、

張渙香雷散治蟲動啼叫不止、

雷丸　鶴虱　苦楝根

淡蕪荑各半兩

右件擣羅為細末、每服一字半錢、用生精猪肉淡湯調下、不拘時候、

張渙奪命丹方、治小兒蟲動不止、攻心危困、

狼牙草　萹竹　苦參各一兩

雷丸　鶴虱　薏苡仁各半兩

右件擣羅為細末、糯米飯和、丸如黍米

大每服十粒、取生地黄汁下、量兒大小
加減、
張渙穀精丹方、治諸病下蟲如絲髮或如
馬尾甚者使至夭傷、
穀精草三兩入餅子內鹽泥固濟、慢火煨通赤為度、取出為末、
瓜蔕　胡黄連　母丁香各半兩末
皂莢三寸燒灰末
乾蟾三枚五月五日取者用酥炙黄末　蘆薈研
粉霜　麝香各細研一分
右件都拌匀、用豬膽汁和、如黍米大、每

服十粒、溫米泔下、量兒大小加減、

劉氏家傳治驚風疳蟲方、

蟾酥　杏仁　青黛

胡黃連　蘆薈

坯子燕脂魚油者、各半兩、　麝香一分

瓜蒂七箇　天竺黃一字

右末之、猪膽丸小豆大、驚風疳蟲、一歲一丸、五歲五丸、奶汁下、

莊氏家傳治蟲動叫哭不已、一服見效、七聖散方、

筒子乾漆杵碎炒煙盡　五靈脂寸分

右為末，每服一錢半，水八分，連根葱七莖，煎至六分，去滓溫服，量兒大小加減。

莊氏家傳小兒腹痛，額上有汗，即有蟲方。

右用史君子二十箇，芽嚴擣水煎作飲子，去滓溫服。

莊氏家傳治小兒退黃去瑰殺蟲，斧礁膏方。

綠礬一斤　膽礬半兩　京三稜二兩

硇砂一兩

右件藥各擣為末，用銅石器內，入好醋，看多少，與上件藥一處熬，令醋盡，後用棗瓤，亦看多少入藥內，以斧於淨石上塗油少許，槌令可丸得所，乃成膏，每服菉豆大，旋丸一丸，溫米飲下，不計時候，日三服。

孔氏家傳：小兒疳痢，服藥不效，或渴者，是蟲證，宜蕪荑散方。

白蕪荑半兩 乾漆壹兩，油炒 雄黃一分

右入油一二點，水調下，入麝香少許，

孔氏家傳小兒殺蟲定痛抵聖散方

苦楝肉二兩　白蕪荑半兩

右為末，水一盞，末一錢，煎取二分，放冷，待發時服之。

趙氏家傳碧散子，治一切蟲動方。

右用綠礬為末，每服一剜耳子，濃煎猪肉湯下。

趙氏家傳，醫工李寶，治一小兒，忽患昏塞，不省人事，叫喚，身面向上踊，素問謂之蟲厥，蓋胃寒則蟲結聚而上搶心方。

麝香　木香各一錢

右為末、分兩服、暖酒服之、一服稍定、再服遂醒、更兩服平愈、謂麝香安蟲去穢、木香温胃故也、

吉氏家傳、取蟲檳榔散方、

檳榔　史君子　膩粉

右件等分為末、肉汁調下、量虛實多少用之、

長沙醫者丁時發傳、治小兒諸蟲化蟲方、

蕪荑　鶴虱各一分炒　檳榔一枚重二錢

右件為末、豬膽為丸、每服七粒至十粒、陳米飲下、大小加減、

長沙醫者鄭愈傳、治小兒諸般蟲蘆薈圓方、

蘆薈二錢 輕粉五合 硫黃末一錢

密陀僧一兩金色者 丁香三錢

右用水一椀同於銀石器內煮、乾為度、只取密陀僧碾為末、如惡瘦先用炙肉少許後用藥一字、或二字、使飯飲湯下、如下黑糞是蟲化也、

蚘蟲第二 蚘音青烔

巢氏病源小兒蚘蟲候、蚘蟲者、九蟲內之一蟲也、長一尺、亦有長五六寸者、或因腑藏虛弱而動、或因食甘肥而動、其動則腹中痛發作、種聚、往來上下、痛有休止、亦攻心痛、口喜吐涎、及清水、貫傷心者則死、診其脉、腹中痛、其脉法當沉若弦、今反脉洪而大、則是蚘也、

嬰童寶鑑、小兒蛔痛、為未三歲時食雞肉、而変為蟲、蟲咬心而痛也、來去不定、故發

歇也、

石壁經、三十六種內、此蟲咬心痛候歌、

只為從前喫食麤、蟲生脾內瘦肌膚、

愛餅怕苦（鳳髓經云怕食）多生痛、

痛便高声病不除、形容但看人中上、

從鼻并脣口亦烏、乾漆去蟲兼定痛、

此蟲盡取痛皆無、

此因脾熱、食物太麤、是以物在脾內、停久不能化、感人血氣而化作蟲、其有數種、形類不一、有如馬尾者、有如釵條者、

有如凡子着，治當調氣血，去積毒，生肌內也，次當去其蟲，定痛，行經脉，安五臟，

鳳髓經歌括一同，有注云，宜與史君子散取蟲，方見本門，吉氏家傳方同。

小兒形證論四十八候，蛔蟲咬心痛候歌，一同，後云，此候與正蛔蟲候吊病盤腸脾氣病四候皆相切磋，只人中黑色便是蛔候，先調氣正，後取下蟲，又調氣，用調胃散方見積熱門中取蟲用蛔痛散方見本門

顱顖經，治孩子蛔蟲咬心痛，面伏地臥，口

吐清痰涎方

檳榔　苦楝根　鶴虱（炒，各半兩，為末）

右空心熱茶下一錢，以意加減，忌粘食。

顱顖經：治孩子或渴，此是蛔蟲渴，宜服杏仁丸方。

杏仁（去皮尖）　膩粉（各一分）

右為末，每用唾丸，空心米飲茶任下二丸。

千金：治小兒蚘蟲方。

右用楝木，削上蒼皮，以水煮取汁飲之。

量大小多少、為此有小毒、

千金治小兒羸瘦有蚘蟲方、

右用藋蘆二兩、以水一升、米二合、煮取米熟去淳、與服之、

千金又方、

右用萹蓄三兩、水一升、煮取四合、分服之、擣汁服亦佳、

千金又方、

東引吳茱萸根白皮四兩　桃白皮三兩

右二味吹咀、以酒一升二合、漬之一宿、

漸與服取差、

千金又方、

右取豬膏服之、一云、治蟯蟲、

千金又方、

右擣槐子、内下部中、差為度、一云、治蟯蟲、

千金、又方、

右用楝實一枚、内孔中、一云、治蟯蟲

千金蘼蕪丸、治少小有蚘蟲、結在腹中、數發腹痛、微下白汁、吐悶寒熱、飲食不生肌肉痿黄、四肢不相勝舉方

蘼蕪　貫衆　雷丸

山茱萸　天門冬　狼牙各八分

雚蘆　甘菊花各四分

右八味末之、蜜丸如大豆、三歲飲服五丸、五歲以上、以意漸加至十丸、加雚蘆六分、名雚蘆丸、治老小及婦人等、萬病腹内冷熱不通、急滿痛、胷膈堅滿、手足煩熱、上氣不得飲食、身體氣腫、腰脚不遂、腹内狀如水雞鳴、婦人月經不調、無所不治、

千金翼、治小兒羸瘦、有蚘蟲方、
雚蘆五兩 黍米泔二升
右切、以内泔中、以水三升五合、煮取二
升、五歲兒服五合、日三服、兒大者服一
升、
千金翼、治蚘蟲方、
右用萸蓮煮枝汁和作粥甚美、以飼小
兒、殺蚘蟲、
外臺、千金療小兒蚘蟲方、
右用大麻子研取汁、與飲之、

外臺、千金又方、

右用石榴根一把、水五升、煮一升、分二服、

姚和衆治孩兒蛔蟲方、

右用蕪荑子一分、生為末、以水三合、煎取一合、二日服盡、

兵部手集治小兒蚘蟲齧心腹痛方、

右用鶴虱細研、以肥豬肉汁下、五歲一服二分、蟲出便止、餘藥以意增減、

陶隱君居治小兒蚘蟲方、

右用薏苡仁、取根煮汁、糜食之、甚香而去蚘蟲、大效、

圖經治蚘蟲方、

右用鼹鼠肉、小兒炙食之、殺蚘蟲

圖經治小兒疳蚘方、

右用鸕鷀屎紫色如花、南人用治小兒疳蚘、乾碾為末、炙猪肉點與喫、有奇功

圖經治小兒疳蚘咬心、心腹脹滿、黄瘦、亦下寸白蟲方、

右用醋林子、單擣為末、酒調一錢匕、服

之甚效、出邛州山野林菁中、其木高丈餘、枝條繁茂、三月開花色白四出、九月十月結子纍纍數十枚成朵、生青熟赤、略類櫻桃、而蒂短味酸、土人多以鹽醋收為果子、

聖惠治小兒蛔蟲攢心、合眼撲手心悶、貫衆散方、

貫衆　狗脊　狼牙草

萆薢各一兩

右件藥擣、麤羅為散、每服一錢、以水一小盞、煎至五分、去滓、不計時候、量兒大小、分減溫服、

聖惠治小兒多吐蛔蟲、鶴虱散方、

鶴虱　川大黃（剉碎微炒、各一分、）

川朴消（半兩）

右藥擣麤羅為散、都以水一大盞、煎至七分、去滓、三歲兒溫服半合、日三服、量兒大小、以意加減、

聖惠治小兒蛔蟲咬心疼痛、檳榔散方

檳榔　酸石榴根（各三分）

狼牙草　赤芍藥　川朴消（各半兩）

右件藥擣麤羅為散、每服一錢、以水一

小盞煎至五分、去滓、不計時候、量兒大小、分減溫服、

聖惠、治小兒蛔蟲發作、心痛多吐、青葙子散方、

青葙子　苦參剉　黃連去須

萹竹　狼牙草各三分　雄黃半兩細研

雷丸　桃仁湯浸去皮尖雙仁麩炒微黃、各一兩

右件藥擣、細羅為散、一二歲兒、不計時以稀粥飲調下半錢、兒稍大、以意加之、若下部痒、綿裹少許內之、日二度、如不

痒即勿用、嬰孺方同、名苦參散、

聖惠治小兒蛔蟲咬心痛生乾地黃散方

生乾地黃　鶴虱　酸石榴根〔剉〕

檳榔〔各半兩〕　苦楝根〔剉一分〕

右件藥擣、細羅為散、三四歲兒、空心以熱茶調下半錢、午後再服、取蟲下為度、量兒大小以、意加減、

聖惠治、小兒腹藏有蛔蟲、苦楝根散方、

苦楝根　鶴虱　薏苡根〔剉〕

檳榔　牽牛子〔微炒各一兩〕

糯米一分，微炒

右件藥擣細羅為散，三歲兒每服以粥飲調下半錢，日三服，看兒大小，臨時加減。

聖惠治小兒蛔蟲咬心痛，桃仁散方。

桃仁湯浸去皮尖雙仁，麸炒　木香

狗脊　白蕪荑　狼牙草

苦楝根皮剉　鶴虱　檳榔各半兩

右件藥擣細羅為散，三歲兒每服煎苦楝根湯調下半錢，日三四服，量兒大小臨

時加減

聖惠治小兒腹內有蛔蟲時時疞痛胡粉丸方

胡粉三分　猯猪膽三枚　麝香

牛黄各一分

右件藥都研為末用膽汁浸蒸餅和丸如菉豆大五歲兒每服以溫水下七丸看兒大小以意加減

聖惠治小兒蛔蟲咬心疞痛四肢逆冷乾嘔不吐面色青宜服化蟲乾漆丸方

乾漆二錢　膽子礬一錢

右件藥擣羅為末，用葱白湯煮麵糊和，丸如麻子大。二叁歲兒，以石榴皮湯下二丸，日三服；三四歲兒三丸。萬全方同，但二物等分。

聖惠又方

胡粉一分　膩粉半兩

右件藥細研令勻，五歲每服以粥飲調下半錢，量兒大小，以意加減。若用羊子肝一具，煮熟細切，以藥末拌和，與兒食

之、更佳、

聖惠、治小兒蛔蟲動作、多吐清水、蕪荑仁散方、

蕪荑仁三分 狼牙草半兩 白歛一分

右件藥擣、細羅、為散、每服空腹以溫酒調下半錢、量兒大小、加減服之、

聖惠、治小兒蛔蟲咬心痛、或吐清水、麝香散方、

麝香一錢研入 萆薢 苦楝根各一兩剉

右件藥擣、細羅為散、以獖豬膽三枚取

汁和令勻，曝乾，後却研為末，每服以蔥美湯調下半錢，看兒大小，以意增減。

聖惠治小兒蛔蟲攻藏腑疞痛，下蟲檳榔散方：

檳榔　苦楝根皮剉

東引石榴根皮剉各半兩　麝香一錢細研

右件藥擣，細羅為散，入研了藥令勻，五歲兒，每服以熱茶調下半錢，量兒大小以意加減。

聖惠又方：

醋石榴根半兩入土五寸東引者　檳榔一枚

右件藥切碎、以水一大盞、煎取七分、去滓、入粟米半合、煮稀粥、空心與食、蟲下快利、立差、量兒大小、加減服之

聖惠、治小兒蛔蟲咬心痛、神效方、

右用乾漆一兩擣碎炒、令煙出、細羅為散、每服以新汲水一合、生油一橡斗子、空心調下一字、不過三服、當取下蟲即差、

聖惠又方、

右用薏苡根二兩，去土，剉，以水一大盞，煎取半盞，去滓。一二歲兒每服一合，三四歲至五六歲兒二合，空心服之。隨兒大小，以意加減。

聖惠又方

右用楝株根白皮半兩，細剉，以水一中盞，煎至五分，去滓，為二服。

嬰孺治小兒蚘蟲方

巴豆一箇，去皮心，炒煙盡　桃仁二箇

右件[杵]丸之，先宿不食，以黍米泔濃汁半

升下一丸、大人服盡、五歲兒服其半、小兒減藥及泔汁、泔汁冷飲、熱即發、

保滴木香桃仁丹方、治蛔蟲攻心、痛不可忍、

木香　桃仁湯浸去皮尖双仁麩炒香熟

黑狗脊　鶴虱揀淨各一兩　檳榔一分

苦楝根皮半兩

右件擣羅為細末、獖猪膽汁和、丸黍米大、每服十粒、點麝香湯下、不拘時候、

萬金又方、

鶴虱　　史君子各一兩

右為末，每服煎肥猪肉汁調下半錢，其

蟲便出。

玉訣葱湯丸，下蛔蟲諸積方。

水銀　　白藊豆　　巴豆霜

白附子

右各等分末，麵糊丸如此○大，五丸，煨

姜葱湯吞下。

三十六種治蚘蟲咬心痛乾漆丸方

乾漆　　青黛　　輕粉

甘遂各等分

右爲末，麪糊爲丸，菉豆大，每服五丸，薄荷湯調下。

四十八候蛔疳散方

史君子一分　檳榔一个　輕粉一字

定粉一錢　茴香　黄丹

苦楝根木炒各半錢

右爲末，每服一錢，或二錢，臨卧時，煎肉汁湯調下，須進三二服，蟲下再調氣。

趙氏家傳：凡小兒因熱着後吐逆不止，或

躁渴飲水無度、入口即吐、至四五日不止、雖吐逆稍定、或發驚癇、或有用手向口探取之狀、此蓋蛔蟲攻心所致、俗醫不曉此、只取止吐治驚藥治之、必不驗、又蛔蟲三兩日、向上攻心、吐逆不止、五七日皆垂頭向下、故令小兒疾病無處可曉、皆蛔所作也、據此形證、當須用安蛔藥治之、未驗、仍服取蛔藥、無不愈者、小兒或患傷寒、不能得汗、亦由此蟲所攻、仲景所謂蛔厥者是也、凡有蛔者、眼多有赤脉、京師徐助教方、

安蛔寸金散

乾漆一兩半，炒煙尽，為細末。　雄黃半兩，研

右同研勻，以新汲水及油一兩滴，調下一錢。若未驗，服取蛔蟲藥。

訂氏家傳，史君子散，取小兒蛔蟲方

右用史君子不計多少，火上炒乾，為細末。每服半錢，大者一錢，五更空心飯飲下。

長沙醫者丁時發傳，治小兒蛔蟲疞刺，心腹疼痛方。

右用石榴皮一兩，以水一大盞，煎四分，
去滓，分作二服。

長沙醫者丁時發傳治蛔痛方。
孩兒蛔咬痛攢心，忽發來時面帶青，脣黑
皂如灰土色，史君四味可通靈。史君子
散。
史君子七ケ　輕粉　蕪荑
鶴虱各半分
右件為末，每服半錢，五更米飲調下。

長沙醫者鄭愈傳治小兒蛔蟲攻腹，痛無

時、嘔逆涎沫、取蟲散方、

史君子肉　東引石榴根皮

鶴虱各二錢　輕粉半錢

右為末、每服一錢、或半錢、煮雞肉汁下、

五更早兩服、

蟯蟲第三

巢氏病源小兒蟯蟲候、蟯蟲者、九蟲之內一蟲也、形甚細小、如今之瘑蟲狀、亦因腑藏虛弱而致發、甚者則成痔瘻瘑疥也、

聖惠、治小兒蟯蟲方、

右用鍊了臘月猪脂、每日空心取如皂
莢子大服之、甚良、
聖惠又方、
右以槐實末、每用少許、内下部中、
聖惠又方、
右以苦楝實末、每用少許、内下部中、
聖惠治小兒蟯蟲、下部中痒、大棗膏方
蒸大棗二枚取肉 水銀半分
右件藥都研、令水銀星盡、捻為挺子長
一寸、以綿裹、宿内下部中、明旦蟲出為

效。

聖惠治小兒蟯蟲蝕下部，胡粉散方。

胡粉　雄黄各一分

右件藥，都研令細，每用少許，傅於下部中。

聖惠又方。

右用杏仁一兩，湯浸去皮尖、雙仁，麩炒微黄，研如膏，以綿裹棗核大，内下部中，甚者不過三度差。

聖惠又方。

槐根白皮剉　桃仁湯浸去皮双仁生研

苦楝子各兩

右件藥擣羅為末以豬膏和丸如棗核大內下部中更以葱白兩莖去須水煮濃汁溫飲半合

聖惠治蟯蟲芫花散方

巴豆一枚去皮膜研壓出油

桃仁四枚湯浸去皮尖双仁生用

右件藥都研令爛丸如菉豆大大人平旦以溫漿水下二丸小兒服一丸若不

下再服之、

嬰孺治小兒蟯蟲、狀如瘑蟲、令人下部中痒方、

右用萹竹一把、以水三升、煮熟去滓溫、先食小兒服五合、立下、宿食不消、服亦佳、

嬰孺治小兒蟯蟲方、

茱萸根揀南行者大拇指大、刮去皮黑、用白皮、

桃白皮三兩

右以酒浸一宿、絞去滓、先食頓服盡、不

能頓服為二服、一方桃根白皮四兩、

宸渙胡粉丹方、治小兒蟯蟲發動、甚者成痔瘻、瘑瘀、

青州大棗五十ケ薫熟取肉

水銀二味同研勻細次用　胡粉一兩

雄黄各半兩水磨飛研

右件與水銀一處拌勻、用棗肉和、丸黍米大、每服十粒、用苦楝根煎湯下、量兒大小加減、

寸白蟲第四

巢氏病源小兒寸白候、寸白者、九蟲內之一蟲也、長一寸而色白、形小褊、因腑藏虛弱而能發動、或云飲白酒、一云以桑枝貫串牛肉炙、幷食生栗所作、或云、食水魚後即食乳酪、亦令生之、其發動則損人精氣、腰脚疼弱、又云此蟲生長一尺、則令人死者、

聖惠、夫小兒寸白者、多因甘肥不節、生冷過度之所致也、其蟲發動、傷人藏腑、飲食不成肌膚、子母相生、無有休止、若蟲長一

尺則能害人也、

千金治寸白蟲方、

右用東行石榴根一把、水一升、煮取三合、分服、

千金又方、

右用桃葉擣絞取汁、服之

聖惠治小兒寸白蟲、連年不除、面無顏色躰瘦少力、青黛散方、

青黛　鶴虱各一分　檳榔一枚

苦楝根一兩微炙剉

右件藥擣細羅為散、每服時、先喫淡肉
脯少許、後以粥飲調下半錢、量兒大小、
加減服之、日二三服、

聖惠又方、

朱砂　麝香各一錢

苦楝子肉一兩糯米拌炒以米熟為度

右件藥都研令細、以水浸蒸餅和、丸如
芥子大、每於空腹、春夏冷水、秋冬熟水、
下七丸、量兒大小、加減服之、

聖惠治小兒寸白蟲久不愈、檳榔散方

檳榔二枚為末　豬牙皂角三枚燒
苦楝子五枚為末
右件藥同研為散，每服空心，煎苦楝根白皮湯調下半錢，三兩服後蟲皆自下，量兒大小，加減服之，

聖惠又方，

鶴虱　雷丸　史君子各三分
巴豆十枚去皮心研紙裹壓去油

右件藥擣，羅為末，以糯米飯和，丸如菉豆大，每服以沙糖水下三丸，量兒大小，

加減服之、

張渙碧金散方、治小兒大便蟲下、及生寸白蟲、

苦楝根一兩微炙剉

猪牙皂角三挺燒灰　鶴虱

檳榔　史君子仁各半兩擣羅為細末次用

好青黛半兩細研　麝香一分細研

右件同拌勻、每服一字、煎淡猪肉湯下、不拘時候、

張氏家傳治大人小兒、腹中生蟲、名曰寸

白蟲如葫蘆子大、令人瘦悴、久而不可着
方、
蜜陀僧一錢細研 輕粉少許
右每早晨、未喫飲食、且令稍飢、然後用
生油調、猛喫三兩口、候一兩時辰、蟲每
取下、可長數尺、求除根本
長沙醫者丁時發傳、治小兒寸白蟲、久不
差、檳榔丸方、
檳榔二枚為末 猪牙皂角三條燒
苦楝子五ケ為末 石榴根一握二七莖燒一桄

右件為末，每服半錢，苦楝根白皮湯調下三兩服，取蟲，大小加減。

癩疝第五

巢氏病源小兒病癩候，癩者，陰核氣結腫大也。小兒患此者，多因啼怒躽氣不止，動於陰氣，陰氣下擊，結聚不散所成也。

嬰童寶鑑小兒疝氣陰囊大，為腎久冷，攻於膀胱，下入小腹，結聚不行，流於陰中，故陰囊腫也。

小方脉論，小兒疝氣四等，一盤疝氣，其病

元帶白色臥間奔臍下坐時却在腹如作天色先喘麤後臍下疼痛名疝氣也二瘕氣其患似雞子形中間麤兩頭尖碧色如作天氣先因後喘麤臍下疼痛瘕氣漸作聲名瘕氣也三偏氣一偏腫無頭如作天色先無力後臍下痛四小腸氣其病元緊實不去如發天色臍下疼此病皆因母月內啼泣閉小腸氣

嬰童寶鑑小兒陰疝歌

陰疝因何得　邪氣在腎經

傳流因血瘕、如此漸成形、

玉訣小兒胎積疝氣候歌、

小兒疝氣每因啼、胎積膀胱不散之、
偏着氣傷或左右、結實年深不可醫、

此患先下小腸積熱調膀胱氣順、即妙、

石壁經三十六種内疝氣候歌、

此病從來有兩般、夜啼胎疝在詳觀、
要知胎氣生紅脉、啼哭黄昏青脉連、
中指只看交脉處、須識伊家病本源、
一枚搐上宜先理、兩箇雙提妙藥難、

治此當行心氣、利小腸、去膀胱毒熱、其有如李者、亦有稀軟者、亦有并臂大者、亦有木硬者、其楚痛不可忍、只以證知。

鳳髓經歌括同、有注云、夜啼與臙紅散（方見夜啼門。吉氏方同）、瘤氣與勝金丸、（方見偏癲門。吉氏方同）

小兒形證論四十八候、瘤氣多啼候歌、（背腫為瘤）

小兒瘤氣有多般、日夜啼聲意不懽、
或有胎中毒氣在、傷寒一種亦難安、
請看指內相連處、識得醫家病本源、

一脉紅時須急整，莫教雙脉恐難痊，

此候多因啼哭得，冷氣衝膀胱為疝氣，又傷寒與胎氣衝下者，但手中心箇指面上有紅筋一條者是疝氣，兩條者是驚氣，驚氣宜蜘蛛丸，方見一切癇門中疝氣脹抽抱散，方見本門

惠濟歌小兒疝候歌，與勝金丸，方見偏癲門吉氏方同，

氣積膀胱入腎囊，疝癲兩種各分脹

喜怒嘔啼因滯氣，驚擾兒眠氣亦傷，

幸有小腸通水氣，莫教虛損病難將，

更有一般胎氣病，人言獨腎不成雙

顱顖經治孩子陰囊或如疝腫脹，青木香散方，

狐陰一雙炙　蒺藜炒　地膚子

昆布　枳殼炒　梔子炒各一分

右為末，一歲二歲，空心米飲下一錢，

金匱要略，卒疝，走馬湯主之方，

巴豆去皮心熬　杏仁去皮尖各二枚

右二味，取綿纏，槌令碎，熱湯二合，捻取白汁飲之，當下，老小量之，

葛氏肘後、徐王神效方、小兒腹痛、大汗出、名曰寒疝、

右濃煮梨葉汁、一服七合、以意消息、可作三四度飲之良

千金、治小兒卵膧方、

右取雞翅六莖、燒作灰服之、隨卵左右取翮、古今錄驗云、治陰大如斗、聖惠嬰孺通、治偏癩陰膧、

千金、治小兒癩方、

右用蜥蜴一枚燒末、酒服之

千金治小兒氣癲方

土瓜根　芍藥　當歸

右三味、各一兩、㕮咀、以水二升、煎取一升、服五合、日二、

千金、治小兒核腫、壯熱有實方、

甘遂　青木香　石膏各十八銖

麝香三銖　大黃　前胡各一兩

黃芩　甘草炙十八銖千金翼用半兩

右八味㕮咀、以水七升、煑取一升九合、每服三合、日四夜二、

千金治小兒狐疝傷損生癩方

桂心十八銖　地膚子二兩半

白朮炮一兩十八銖千金翼用一兩一分

右三味末之，以蜜和丸，白酒服如小豆七丸，日三，亦治大人。聖惠作散，酒服半錢。

千金又方

芍藥　茯苓各十八銖　防葵一作防風

大黃各半兩　半夏　桂心

蜀椒汗各六銖

右七味末之、蜜和、服如大豆一丸、日五服、可加至三丸、千金翼方同、有乾姜一分、嬰孺以胡椒代蜀椒、

仙人水鑑小兒患小腹氣疾方

凍青菜一挺　防葵子　漢防己

雄黄　萊豆各一分

猪牙皂角一挺　水蛭三ケ末右衣水下者

當門子五箇

黄塩六分、陶隱居云、北海黄塩草、粒麗、以作魚鮓及鹹葅、

右並擣研爲散、蜜丸麻子大、煎小豆湯

下三丸至十丸，差。

外臺，肘後療超躍舉重，卒得陰㿗方。

狐陰一具，炙　海藻　牡丹各三分

桂心二分

右四味，擣篩為散，蜜和為丸如梧子大。

小兒服五丸，大人增之。忌胡荽生葱。

外臺古今録驗療小兒陰㿗方。

狐陰一具，炙　飛生蟲十四枚　桂心

附子炮　乾姜　蒺藜

消石一作滑石　細辛各二分　卷柏

桃仁（去尖熬，各六分）

右十五味擣散，蜜丸大豆許，以飲下五圓至七丸，再服，差止。

圖經：主小兒差癩方。（差癩，核大小也。）

右取杜父魚擘，開口咬之，七下。

聖惠：治小兒陰癩腫硬，或時疼悶，薏苡仁散方。

薏苡仁　赤芍藥　土瓜根

黄芩　蛇床子　地膚子

桔梗（去芦頭，各三分）

右件藥擣細羅為散、一二歲、每服空心以溫酒調下半錢、日午晚後再服、量兒大小、以意加減、

聖惠治小兒陰㿗、衆藥未效、蜘蛛散方、

蜘蛛三分細研　狗陰一具炙令黃　白朮半兩

桂心一分

右件藥擣細羅為散、一二歲兒、每於空心以粥飲調下半錢、晚後再服、酒下、更量兒大小、以意增減、

聖惠治小兒陰㿗不消、白蒺藜散方、

白蒺藜（微炒去刺） 香豉（微炒各半兩） 鼠婦

䗪蟲（微炙） 川大黄（剉微炒） 桂心

細辛（各一分）

右件藥，擣細羅為散，一二歲兒，每服以溫酒調下半錢，早晨晚後各一服，量兒大小以意加減。

聖惠治小兒陰㿗腫脹，木香散方：

木香 白蒺藜（微炒去刺） 地膚子

昆布（洗去鹹味） 枳殼（麩炒微黄去瓤） 槐子（各一分）

狐陰（一具用斷炙令焦黄）

右件藥擣細羅為散，一二歲兒，空心以粥飲調下半錢，晚後再服，量兒大小，以意加減。

聖惠治小大陰癩，日夜疼痛，桃仁丸方。

桃仁 三分，湯浸，去皮尖、双仁，微炒　川大黃 剉，微炒

赤芍藥　防葵　赤茯苓 各半兩

半夏 湯浸七遍，去滑　桂心

川椒 去目及閉口者，微炒去汗，各一分

右件藥擣羅為末，鍊蜜和丸，如菉豆大，三歲兒，每於食前以溫酒下五丸，看兒

大小、以意加減、

聖惠治小兒陰癩腫大不消方、

右用鵬砂一分、以水研化塗之、立效、

譚氏殊聖方、

小兒疝氣胎中積、漸大深疑救療難、

往往却成腎痏病、遍身瘦弱不堪觀、

求取珎珠并石鷰、自然銅共續隨研、

蝸牛青黛滑石等、膠清和作黍黃丸、

冷茴香湯下三粒、一朝兩服心安痊、

青金丹

珎珠末二分　石鷰末　自然銅末

青黛　滑石各三錢

續隨子二伯粒去皮研末用之

蝎子二十七箇去殼用

右為末、以膠清和、丸黍米大、茴香湯下三粒、

譚氏殊聖治小兒疝氣方、

右用車前子根苗令乾、生為末、每服一錢、煎紅撲兒酒下、

嬰孺治小兒癩、薏苡散方、

薏苡仁　芍藥　土瓜根

黄芩　蛇銜草　桔梗

蛇床子各三分

右為末、先食酒服方寸匕、十日差、

嬰孺治癩方、

右取柳枝如脚大指三尺二十枝、投水中煮令熱、以故布氈掩腫處取熱、柳枝更互柱（桂）之、如此取差乃止、

嬰孺又方、

狐陰一具碎乾炙　蟹生蟲十四箇炒　附子十三箇炮

桂心　乾姜　細辛各二分

蒺藜　消石各三分

右為末，蜜丸大豆大。四五歲兒飲服七丸，日進三服。

嬰孺治少小陰癩氣疝，發作有時，芍藥丸方。

芍藥　茯苓各三分　大黄二分

半夏洗，一分　桂心　胡椒汗，各半分

右為末，蜜丸，酒下大豆大十丸，日進三服。

嬰孺治小兒孤疝、大人癩、人參散方、

人參　鹽豉各三分　鼠婦

䗪蟲各一分炙　大黃　細辛

桂心各半兩

右為末、酒服、為四服、日三、新生兒量與之、一方云、有葶藶子、無桂心、

張銳雞峰方、治惡毒腫、或著陰卵、或偏著一邊、疼痛攣急、牽引少腹、不可忍方、

右用茴香葉與苗、或根、擣取汁、空心服一合許、其滓以貼腫處、

聚寶方正氣散、治小兒疝氣、及少陰受邪、冷氣滯方、

右用荆三稜一箇緊小者、猛火内炮、令中心有三分性、一重紙裹、淨土埋一宿、為末、每服一字、煨葱米飲調下、不拘時候服之、

聚寶方、朱砂丸、治小兒疝氣方、

朱砂半錢研　硫黄一錢研　没藥

真珠各末二錢

右四味細研、糯米飲丸如麻子大、每服

二九、空心煎蓯蓉湯下、與馬牙硝丸相
間服、

聚寶又方、馬牙硝丸、

馬牙硝　龍腦各一字　禹餘粮石

朱砂各一分研

右四味、細研、糯米飲丸如麻子大、每服
三粒、空心温酒下、日三服後、喫炙豬肝
三兩片、以助藥力用、

小方脉論、治小兒腸疝氣方、

木鱉子　黄蘗　吳茱萸等分

右件為末、看數大小用藥、每服二錢、津
調塗在囊上、後用喫者、
朱砂　乾漆　續隨子各一分
棘岡子三七箇　木鱉子五箇　石鷰一箇
右件為末、蒸餅為丸、如此○大、每服三
丸、煎湯下五丸、七歲以上七丸、隨歲數
加多少、不過塗五上、喫二十丸、必效、
玉訣治胎種疝氣、勝金丸方、
龍骨　遠志　牡蠣灰
川大黄

右等分為末，蜜丸麻子大，三五九，米飲下，日三服。

三十六種，治疝氣，川楝散方。

川楝子肉　馬蘭花　舶上茴香各一分

右同炒為末，每服半錢，葱湯調下，三日有效，一日三服。

四十八候，抽抱散方。

石鷰一箇，二錢，火煆醋淬　淡豉少許

班猫麸炒去翅足，取半錢　芸薹子半合

川楝子（去枝取一錢）　通草（少許）

右為末、每服半錢、木通湯下、天明取下毒物如鼻涕、後調氣、末下再進一服、

惠眼觀證金鈴散、治小兒驚。疝。、攻五般疝氣陰腫、先服下涎寬氣、

青橘皮（去白）　蓬莪茂（炮）　陳皮（去白）

茴香　京三稜　甘草（炙）

川楝子（去皮核用兩）

右各等分為末、每服半錢、水一小盞、煎至半盞、入鹽少許溫服、

脱九字

張氏家傳治小兒疝氣木香丸方

木香　硇砂　茴香

金鈴子各一分　丁香　沉香各二錢

青橘皮一錢

右件藥七味同擣羅為末用白沙蜜為丸如菉豆大每服三丸至五丸空心鹽湯服

莊氏家傳小兒疝氣連陰莖中痛沙參散方

沙參炒　桂心各一兩

回當同
不字剩

桃仁四十九箇去皮尖炒

右為末、空心溫酒下二錢、

王氏手集、治小兒寒疝腫痛方、

牡丹皮去心　防風　桃仁去尖麸炒

右件三味、等分為細末、每服一錢、空心食前、白湯點服、

趙氏家傳、治大人小兒諸疝偏氣方、

金鈴子一兩巴豆四十九箇回炒令金鈴子焦色去巴豆不用金鈴子

丁香　茴香鹽少許炒

青橘皮鹽少許炒香各一兩

疑是石鷰

右為末、每服二錢、溫酒調下、空心食前

溫服、傳治小兒疝氣方、

鸎（二箇酸醋浸研為末）　巴豆（七粒去殻）

黑牽牛（少許同巴豆炒令裂只用牽牛）

右件為末、每服半錢、用飯飲調下、

千金灸法、氣癩、灸足厥陰大敦、左灸右、右灸左、各一壯、

千金、男兒癩、先將兒至碓頭祝之曰、坐汝令兒某甲陰囊癩、故灸汝三七二十一枚灸訖便牽小兒令雀頭下向着囊縫當陰

頭灸縫上七壯、即消已驗、艾炷猶簪頭許
千金、大凡男癩當騎碓軸、以莖伸置軸上、
齊陰莖頭前、灸軸木上、隨年壯、
外臺劉氏療小兒疝氣、陰囊核腫痛、灸法
如一歲兒患、向陰下縫子有穴、灸三壯差、
五歲以上、即從陰上有穴灸之即愈、
嬰童寶鑑、小兒疝氣陰囊腫、灸囊從縱十
字文上、又灸崑崙在小踝下、陰陵、在足大指側曲蛟頭、

偏癩第六亦名差癩、癩音癀、

巢氏病源小兒差癩候、差癩者、陰核偏腫

大、亦由啼努躽氣擊於下所致、其偏腫者、氣偏乘虛而作、故偏結腫也、

千金、治偏㿉方、

右三月上除日、取白頭翁根擣之、隨偏處傅之、一宿作瘡、二十日愈、

千金五等丸、治小兒陰偏大、又卵核堅㿉方、

黄蘖　香豉　牡丹

防風　桂心各二兩

右五味末之、蜜丸如大豆、兒三歲飲服

五丸、加至十丸、兒小以意酌量、著乳頭上服之、
千金治癩疝卵偏大、氣上（上一作脹）不能動方、
牡丹皮　防風（各一兩）
右二味治下篩、酒服方寸匕、日三、肘後方云、小品方用桂心鼔鐵精等分、為五味、小兒一刀圭、二十日愈、嬰兒以乳汁和大豆許與之、九籥衛生以米飲調下半錢、
外臺張文仲小品牡丹散療癩偏大氣脹

方、

牡丹　桂心　防風

鐵精　豉熬各等分

右五味擣篩、酒和方寸匕服之、小兒一刀圭、二十日愈、童兒以乳汁和大豆與之、大效、忌生葱胡荽、

外臺古今録驗牡丹五等散、療癩疝陰卵偏大有氣上下脹大行走腫大服此良驗方、

牡丹皮　防風　黄蘗炙

桂心各一分　桃仁一分去皮尖研

右五味，擣為散，以酒服一刀圭，二十日與少小癲疝最良。小兒以乳汁和，如一大豆與之。二三歲人服方寸匕，忌生葱胡荽。

聖惠治小兒骨瘠攻注連臂，外囊腫脹，或疼或偏墜等，宜服昆布丸方

昆布三分洗去鹹味　蘹香子半兩微炒　木香

甘草炙微赤剉　黄蘗剉　丁香

爛牡蠣生用　銅青各一分

右件藥擣羅為末，用棗肉和，丸如麻子大，一二歲兒，空心以熟甘草煎湯下三丸，量兒大小，以意加減。

聖惠治小兒陰偏大，卵核堅硬，防葵丸方。

防葵　牡丹　桂心

黃蘗剉　滑石各一兩　豉半兩微炒

右件藥，擣羅為末，鍊蜜和，丸如麻子大，三四歲兒，每服以粥飲下五丸，早晨晚後各一服，量兒大小，以意加減。

聖惠治小兒偏墜，或氣攻小腹疼痛，蘹香

子丸方、

蘹香子微炒搗為末　古文錢青細研

硇砂細研各一分　桃仁四十九枚湯浸去皮尖双仁生研

右件藥都研令勻、以湯浸蒸餅和、丸如麻子大、三二歲兒、每服以橘皮湯下一丸、

聖惠又方、

蛇床子末半兩　馬鞭草汁一合

右件藥相和如膏、塗兒陰腫處效、

聖惠又方、

右用枳殻三两微炒擣、細羅為散、每用栢枝煎濃汁調、厚塗兒偏腫處、妙、

嬰孺治少小偏𤸷狗茎散方、

狗茎一具、燒、　白术三分　豬苓二分

桂心一分

右為末、米飲汁若酒服一刀圭、日再、灸其對𤸷足大指毛上各二壮、

嬰孺又方、

右以蜘蛛一箇燒灰作末、飲服之愈

張渙治小兒疝疾偏墜、海蛤散方、

海蛤（細研）　蘹香子（炒香熟各三分）
薏苡仁　白术　檳榔（麵裹炮各半兩）
右件藥擣羅爲細散，每服半錢，以溫酒調下，早晚乳食前，量兒大小加減。

張涣妙香丹方，治疝氣偏墜。

薰陸香　青木香
昆布（洗去鹹味各三分）　藿香葉
牽牛子（炒各半兩）
右件藥擣羅爲細末，用棗肉和，如麻子大，每服十粒，空心以牡蠣湯下，量兒大

小加減、

九籥衛生、療小兒癩偏大氣脹方、

雄黃一兩（研） 甘草一錢（細剉）

右同煎湯淋渫、

劉氏家傳小兒外腎偏墜、熏洗法、

右用皂角一寸、煨去黑皮并子、以盞載燒煙熏、又梘菓五兩、水二升煎、就一升溫、日一熏洗、

吉氏家傳、勝金丸、治小兒疝氣偏墜方、

川楝子（去核取肉七十箇） 續隨子肉（去皮）

輕粉一錢

右為末稀麪糊為丸如此○大每服七丸至十丸葱白薄荷湯吞下

聖惠灸法小兒胎疝卵偏重者灸囊後縫十字紋當上三壯不三月輕炷如小麥大

陰腫第七

巢氏病源小兒陰腫候足少陰為腎之經其氣下通於陰小兒有少陰之經虛而受風邪者邪氣衝於陰與血氣相搏結則陰腫也

千金治小兒陰腫方、

右用狐莖炙擣末、酒服之、

千金又方、

右擣蕪菁薄上、外臺擣蕪菁菜葉根薄之、嬰孺杵蕪菁子傅之、

千金又方、

右用豬屎五升水煮沸、布裹安腫上、

千金又方、

右擣垣衣傅之

千金又方、

右以衣中白魚傳之

千金又方

右桑株白汁塗之

聖惠治小兒小腸虛冷因多啼氣下致令陰腫桃仁丸方

桃仁湯浸去皮尖雙仁麸炒微黃　白蒺藜微炒去刺

郁李仁湯浸去皮微炒各三分　黃蘗一分微炙剉

牡丹　桂心各半兩

右件藥擣羅為末鍊蜜和丸如菉豆大三歲兒每於食前以溫酒下七丸量兒

大小，以意加減。

聖惠治小兒陰腫壯熱，甘遂丸方。

甘遂（煨令微黃） 麝香（細研，各一分） 川大黃（剉，微炒）

木香（各一兩） 前胡（二兩，去芦頭） 黃芩（半兩）

右件藥，擣羅為末，鍊蜜和，丸如菉豆大。三歲兒，每於食前，以溫水下三丸，量兒大小，以意加減。

聖惠治小兒陰腫，為腸虛冷多啼躽，氣下所為，宜服牡丹丸方。

牡丹皮 桂心

郁李仁湯浸去皮微炒各半兩
桃仁一分去皮尖湯浸双仁麸炒微黄
右件藥，擣羅為末，鍊蜜和，丸如麻子大，一二歲兒，每服以溫水下五丸，早晨晚後各一服，量兒大小，以意加減。

聖惠治小兒陰腫，大黄散方：

木通剉　羌活
川大黄剉炒各一分
桑根白皮半兩剉　川朴消三分
右件藥，擣麤羅為散，一二歲兒，每服一

錢以水一小盞煎至五分去滓量兒大小分減溫服

聖惠治小兒卒陰囊腫痒蛇床仁湯熨方

蛇床仁　柳蚛屑各一兩

右件藥以水一大椀煎六七沸洗之取其滓以帛裹熨兒腫處妙

聖惠治小兒陰卒腫痛脹牛蒡膏方

生牛蒡汁二大盞煎令如膏　赤小豆末半兩

肉桂末一分

右件藥相和如膏塗兒腫處立消

聖惠、又方、
右取蔓菁子末、以豬脂調塗之、
聖惠、又方、
右以莧菜根擣汁、頻頻塗之、
聖惠、又方、
右以馬鞭草爛擣裹之、日二易之、
聖惠、又方、
右用桃仁、湯浸去皮尖雙仁、麩炒微黃、
擣研如膏、三歲兒、以溫酒化江豆大服
之、日三服、量兒大小、以意加減

茅先生小兒陰莖赤腫方、

大黄　　赤小豆

右等分為末、用雞子清調塗之

嬰孺治陰卒腫痛如刺汗出方、

小蒜　　韮　　楊柳根各一斤

右合燒以酒灌之、及熱以氣蒸之差、

錢乙附方、治小兒外腎腫硬成疝、

右用乾蚯蚓為細末、唾調塗、常避風冷濕地、

張渙治小兒足少陰之經虚、而受風邪者、

衝於下經則成陰腫、桃仁丹方、

桃仁 三分湯浸去皮尖双仁麸炒微黄

郁李仁 一分湯浸去皮微炒

牡丹

白蒺藜 微炒去刺

桂心 各半两

右件擣羅為細末、錬蜜和、丸如黍米大、每服十粒、以温酒下、乳食前、量兒大小加減、

張渙胡連散方、治陰腫生瘡、

胡黄連 去須

胡粉 各半两

白礬灰 一分

右件擣羅為細末、每用少許、以生油調、

塗患處、

吉氏家傳、治疝氣外腎大莖腫方、

牡丹皮　肉桂　鼓心熬

鐵粉等分

右件為末、鍊蜜丸如菉豆大、空心溫酒下二十丸、小兒乳汁下三五丸、

朱氏家傳、治小兒外腎腫赤脹痛、如聖丸方、

右石鷰子二箇、細研末、米醋調成膏子、塗在腎上、

長沙醫者丁時發傳、治小兒陰腫壯熱、甘遂丸方、

甘遂煨令黃　麝香各一分　木香

川大黃各一兩炒　前胡二兩　子芩半兩

右件為末、鍊蜜為丸如菉豆大、三歲一丸、於溫水下、量大小加減、

長沙醫者丁時發傳、治小兒外腎赤腫吊痛方、

右用江中水螺殼、細研為粉、冷水調、拼於腫處、

長沙醫者丁時發傳、白丁香散、治小兒外
腎浮腫吊痛方、
右白丁香半合、用道人頭三十枚、同白
丁香合子、取霜子半錢、小兒一字、蔥五
寸、同藥紙裹定、酒浸、火內煨香熟、細嚼、
時時服、

葛氏肘後灸法、小兒陰疝發時腫痛、隨左
右灸足大指第二節下橫紋理正中央、五
壯佳、姚云、足大指本三壯、

聖惠灸法、陰腫、灸內崑崙各三壯、在內踝

後五分筋骨間陷中炷如小麥大又灸大敦七壯

陰瘡第八

巢氏病源小兒陰腫成瘡候小兒下焦熱熱氣衝陰陰頭忽腫合不得小便乃至生瘡俗云尿灰火所為也

千金治小兒陰瘡方

右取狼牙濃煮汁洗之

千金又方

黄連　胡粉等分

右以香脂油和傅之

千金治小兒陰瘡方、

右以人屎灰傅之、又狗屎灰傅之、又狗骨灰傅之、又馬骨末傅之、聖惠燒馬骨灰傅、

千金治小兒歧股間連陰囊生瘡汁出、先痒後痛十日五日自差、一月或半月後發、連年不差者方、

右炙瘡痒搔去痂、帛拭令乾、以蜜傅、更搜麵作燒餅熟、即以錫塗餅上熨之、冷

即止，再度差。

外臺：備急治陰瘡方

右用猫兒骨燒作灰傅之，即差。千金云

狗骨灰傅之。

聖惠：治陰瘡方。

白礬灰　胡粉微炒，各一分

右件藥同研令勻細，用槐枝煎汁調塗兒陰囊上。

聖惠：又方。

右以狐陰莖炙微黄，擣羅為末，以水調

傳之、

聖惠又方、

右取蔓菁根擣研傳之、

聖惠又方、

右以雄雀糞以陳醬汁和傳之

茅先生治小兒陰莖生瘡方、

地龍（燒灰）　黃蘗（為末各半兩）　輕粉（重一錢）

右為末乾摻於莖上瘡處、

嬰孺治小兒核腫壯熱、腹中有實方、

大黃　前胡（各五分）　黃芩

甘草炙　青木香　石膏研綿包各三分

甘遂二分　麝香一分別研

右以水七升，煮一升九合，一服三合，日四夜再，湯成入麝香末。

吊起外腎第九

茅先生小兒於六十日內連哭至一百日不止者，此驚疝之候，是以哭而吊起外腎遇陰疼痛，四肢強直，哭至天明不已者，此候。總見啼叫，急看外腎，或一箇在，一箇不在，或兩箇俱不見，如一箇不見，下兩粒桃奴丸、兩箇不見、下四粒桃奴丸、從周鐵捌散、二方並見本門中貼外腎、常服朱砂膏、方見驚積門中勻氣散、方見胃氣不和門中與服即愈、如見面黑色、氣少項軟、鼻口燥黑死候、女人看兩脚下上、便比外腎也、

茅先生小兒吊起外腎、桃奴丸方

桃奴二七箇枝上乾桃不落者　桃膠

乳香別研各二錢　苦瓠子

山蘖茘子各二七箇

右為末、每服滴水為丸、如○此大、若腎

上至四更，用荆芥葱湯下五丸，至七丸。

荆先生，小兒疝氣貼臍，并治吊起外腎，鐵掬散方。

天南星　鐵焰粉　甘菊

草烏 各二錢

右為末，每服二大錢，用葱涎調塗臍上。以紙貼之。

胡氏家傳，治吊腎，桃奴散方。

乾桃 一分枝吐自乾者　舶上硫黃

木香 各二錢

右件為末木香湯下一錢、

千金灸法、失精筋攣、陰縮入腹、相引痛、灸下滿各五十壯、老人加之、小兒隨年壯、

千金翼灸法、治失精筋攣、陰縮入腹、相引痛灸中封五十壯、又下滿灸五十壯、兩脚一百壯、此二穴亦主喉腫厥逆、五藏所苦鼓脹、悉主之、老人加之、五十以下、及小兒、並隨年壯、

幼幼新書卷三十一

幼幼新書

三十二

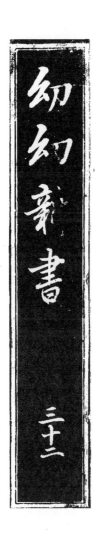

幼幼新書卷第三十二 水痰鬼持凡九門

痰飲第一

嬰童寶鑑小兒痰飲候歌

飲水併傷乳　為痰結在膏
令兒不下乳　吐沫與癇同
實即身多熱　譫言入睡中
早須醫治取　久即變驚風

外臺范汪病痰飲者當以溫藥和之療心腹虛冷遊痰氣上胷脇滿不下食嘔逆胷中冷半夏湯方

半夏一升洗　生姜一斤　橘皮四兩

右三味切，以水一斗，煮取三升，分三服，若心中急，及心痛，内桂心四兩，若腹痛内當歸四兩，羸瘦老小者服之佳，忌羊肉餳，兒小分減服，

王氏手集倍术丸，治脾胃受濕，心下停飲，煩渴嘔吐，腸間漉漉有聲，胷膈痞滿，短氣腹脇脹痛，小便不利，身面虛浮，全不思食方，

官桂　乾薑各一兩　白术二兩

右爲末，鍊蜜爲丸，菉豆大，每服十五二

十丸，米飲下，兒小減丸。

王氏手集，丁香開胃丸，治脾胃不調，停積痰飲，嘔吐吞酸，胸膈痞悶方。

半夏 為粗末，用生薑汁浸，炒令黃色 甘草 炙

京三稜 炮，各一兩 丁香 三分 乾木瓜 半兩

生薑 十二兩，切研，入青鹽乙兩，炒潤，焙乾為末。

右為細末，鍊蜜為丸，雞頭大，每服一丸，沸湯化下，不計時候，兒小分減。

腫滿第二

巢氏病源小兒腫滿候：小兒腫滿者，由將

養不調腎脾二藏俱虛也、腎主水、其氣下通於陰、脾主土、候肌肉而尅水、腎虛不能傳其水液、脾虛不能尅制於水、故水氣流溢於皮膚、故令腫滿、其挾水腫者、即皮薄如熟李之狀也、若皮膚受風、風搏而氣致腫者、但虛腫如吹、此風氣腫也、

錢先生小兒生下有中氣腫候、遍身黃腫腫滿、腹肚不和、氣喘急、此候因喫物不度、或因瀉久而虛至此、所治者、先用勻氣散、方見胃氣不和門中醒脾散、與調一日、有二方、一方見胃氣不和

門中、一方見慢脾風門中後下卑遂散、通下黄水五升已來、方見本門即用匀氣散、次醒脾散與服、五日後常下塌氣散、方見本門仍要斷塩醋、一月日即愈、如見氣大喘、不吃食、陰腫唇縮、死候不治、

漢東王先生家寶論小兒頭面手脚浮腫、因癖積日久結風、此病或因久患用藥不退、發瀉喜飲水、变成虚浮、二証宜先用調胃氣藥補之、如觀音散、方見胃氣不和門中人参散方見夾食傷寒門中之類、自然平愈、如服調胃藥不

退宜進內消圓、又未退、進紅粉散、取了二方

並見本門再用藥補之、

錢氏論、膧病腎熱、傳於膀胱、膀胱熱盛、逆於脾胃、脾胃虛而不能制腎水、反剋土、脾隨水行、脾主四肢、故流走而身面皆膧也、若大喘者重也、何以然、腎大勝而剋退脾土、土勝心火、心又勝肺、肺為心剋、故喘、或問曰、心刑肺、肺本見虛、今何喘實、曰、此有二、一者肺大喘、此五藏逆、土者腎水、氣上行、滂浸於肺、故令大喘、此皆難治、

張渙論，小兒諸病後，下痢不差，或身體腫滿，蓋脾腎虛弱，腎主水，其氣不通於陰，脾主土，候於肌肉而剋水，脾腎俱虛，不能剋制於水，故流溢皮膚，則令腫滿。

翰林待記楊大鄴問：小兒四肢浮腫喘嗽者為何？答曰：小兒寒熱虧盈，本是常度，一食失節，百病來轃，何況過有熱壅諸毒，是積小成多，壅塞遍於胃管，日月深遠，積結轉深，雜食未離於口，三焦之氣不通，四肢漸漸浮腫，小便或即赤黄，大便或通或祕。

致喘促盈盈虛脹，每每從茲食減，轉至尫
羸，先要安和脾胃，次須利小腸，免傷枉矣。

嬰童寶鑑：小兒氣腫木腫候歌。

小兒腫滿一如吹，只為風邪與氣為。
若見皮膚熟李樣，此名痱水定無疑。
脾虛土壞難禁水，腫滿從來只在皮。
腫若赤時因熱作，皆由氣血各無歸。
但見比般須早辨，莫令差失致傾危。

外臺，劉氏療小兒身體滿，氣急卧不得方

右用郁李仁一合，擣末，和麵，搜作餅子

法、與兒喫微利即差、

外臺、劉氏又方

右用郁李仁末六分、以水七合和調、去滓、煮粥與兒喫之、

荆先生小兒氣腫水腫、甘遂散方

甘遂　大戟　黑牽牛

檳榔　陳橘皮去白　木香已上各半兩

右為末、每歲一錢、五更初用葱酒調下、不會喫酒、用葱湯調下、天明通下黃水來、可依形證調理、

後水氣門惠眼觀証中庸飲子注中庸樟柳根是也樟柳即商陸別名出本草

茅先生小兒腫後塌氣散方

中庸　赤小豆　橘皮紅

蘿蔔子　檳榔　甘草已上各半兩

木香乙分

右為末每服二錢水一小盞薑棗同煎至六分通口服進四服看大小用

嬰孺治小兒面目腫胸膈中有熱方

黃芩　芍藥　知母各四分

蝱虫三十箇炒　當歸　大黃

甘草炙各三分

右為末，蜜丸大豆大，飲下二丸，日四夜一，若腫中涎膈上有水者，加細辛、白朮各三分，令兒強健。

嬰孺治小兒通體洪腫，腹滿堅脹，氣喘急，郁李仁湯方

郁李仁三合　大黃十二分　柴胡

澤瀉各八分　赤茯苓十分　黃芩

麻黃各二分半　杏仁湯去皮尖　升麻各七分

芍藥　猪苓各八分　鱉甲五分炙

右以水二升半，煮一升六合，六七歲為

三服，四五歲為四服，隨小大加減。

嬰孺治小兒腫滿，黃芩湯方。

黃芩　澤瀉　通草各八分

柴胡　桑白皮各七分　杏仁湯去皮尖

猪苓去皮柴各六分　澤漆葉四分

右以水五升，煮一升半，四五歲兒為三服，一二歲服二合。

嬰孺治小兒腫滿，小豆飲子方。

槲皮白切七合　茯苓二分　小豆八分

右以七升水，煮一升四合，去滓飲之，未

效再合、

嬰孺、治小兒腫滿不消、服湯不退、葶藶煎方、

葶藶子三分炒　防己六分　紫胡八分

茯苓　澤瀉　澤漆葉炒

杏仁去皮尖炒研各十二分

郁李仁各五分　蜜乙升

右以水一斗、煮二升半、去滓内杏、蜜煎至二升、二歲兒一合、量大小服之、

嬰孺治小兒腫滿結實、諸治不效、甘遂丸

方、

甘遂炒　芍藥　杏仁

車前子　黄芩　豬苓

葶藶子炒各三分　鱉甲七分醋炙

右為末，蜜為丸，大豆大，竹葉飲下，二歲五六九，日再量之。

嬰孺治小兒腫滿，頭面身體壯熱，似傷寒者方，痼差腫者，除大青用。

龍膽　葵子　葳蕤

大青　茯苓　前胡各乙分

右以水二升，煮八合，服半合，日再。

嬰孺治小兒頭面及身躰浮腫，衛矛丸方。

衛矛羽（鬼箭用羽也。鬼箭一名衛矛） 松羅（四分）

防己 黄耆（各三分）

郁李仁（乙錢，別研入）

右爲末，蜜丸大豆大，百日兒，食後一丸，日再，以腰中身體汗出盡爲度。

嬰孺治少小手足身體腫方。

鹹葅汁

右温浸之，汁味盡易爲度。

嬰孺又方、

右温人溺合㕮漬之

漢東王先生家寶治小兒頭面手脚虛浮

内消丸方、

青橘（五箇、湯浸去瓤） 巴豆（七箇去殼） 木香（二錢炮）

防己（乙錢半） 丁香（十四立）

右青橘同巴豆炒蒼色、去巴豆不用、以其餘藥為末、蒸餅丸如大麻子大、每服二三歲三丸、四五歲七丸、或十丸、兒孩兒陳橘皮湯下、女孩兒煎艾葉湯下、一

日三服、

漢東王先生家寶、治小兒渾身虛腫氣喘、不思飲食、紅粉散方、

朱砂（乙分）　梹榔（各乙錢）　輕粉（半錢）

右為末、每服一字及半錢、薄荷湯調下、喫一服則取下、仍用觀音散、（方見胃氣不和門中）人參散、（方見夾食傷寒門中）調其胃氣、忌生冷麤硬等物、

張渙海蛤湯方、治腫滿、大小便不利、

海蛤　桑根白皮（各乙兩）

漢防己　白术（炮）　赤茯苓（各半两）

甜葶藶（隔紙炒紫色）　川朴消

木猪苓（去黑皮，各乙分）

右件擣羅為細末，每服一錢，水一盞，煎至五分，去滓放温服，乳食後。

張渙郁李仁丹方，癒腫滿皆可服。

郁李仁（湯浸去皮微炒）　檳榔（各半两）

牽牛子（乙分炒）

右件擣羅為細末，滴水和，丸黍米大，每十粒，煎葱白湯下，不拘時候，量兒大小

加減、

惠眼觀證塌氣散、大治虚腫脹滿、虚煩手足腫宜服此方、

白朮　木香　青橘皮（去瓤）

甘草（炙）　茴香（各半兩）　巴豆（三十粒）

右將巴豆炒橘皮、候巴豆黑色、去巴豆、取橘皮同諸藥為末、每服一大錢、飯飲調下、

吉氏家傳、治小兒遍身腫、塌氣散方、

漢防己　當歸　芍藥

紫苑　　黑牽牛

杏仁（去皮，畧炒，先研。已上各乙錢）　　桔梗（麵煨，二錢）

綿黃耆（二錢，蜜炙）

右件為末，每服一錢，水一盞，姜三片，棗

子一箇，煎至五分，服。

吉氏家傳治小兒遍身虛腫，棗肉丸方

石鷰子（乙箇，槌，為末）　　大棗（七箇，去核）

巴豆（七粒，去油）

右二味，入棗肉內燒存性，細研，以蟾酥

丸麻子大，看元因甚物所傷，以元傷物

汁下甚妙、

莊氏集俞穴灸注飲水不歇、面目黄者、灸陽綱各二壯、在第十推下兩傍各五寸陷中、

水氣第三

嬰童寶鑑、小兒水氣、是積聚久、不治、并頻下而脾胃虚、積散而成水氣、及通身虚腫、但如熟李、即是水也、有疳氣虚腫而不亮也、

惠眼觀證、水氣浮腫、遍體如黄熟李色、不

能消先調氣次日四更下中庸飲子取下膜外浮水一兩盆（方見本門）即調氣後用附補一月斷鹽醋一月外又服調氣散（方未見末）須安藥若此候見臍凸肚膧兩腎如石此死候不治

簡要濟衆治小兒水氣腹膧兼下痢膿血小便澀方

葶藶子（半兩微炒搗如麵）

右以棗肉和搗爲丸如菉豆大每服五丸棗湯下空心晚後量兒大小加減服

之、

聖惠治小兒水氣腫滿喘促，坐卧不安，宜服梹榔散方、

梹榔　川大黄剉碎，炒　牽牛子微炒

甜葶藶隔紙炒令紫色，各半兩

右件藥擣，細羅為散，每服以溫水調下半錢，日二三服，兒稍大增之，以利為效。

聖惠治小兒水氣腫滿，喘嗽不止，赤茯苓散方、

赤茯苓　桑根白皮剉　貝母煨微黄，各半兩

桔梗（去蘆頭）　甜葶藶（隔紙炒令紫色）

川升麻　杏仁（湯浸去皮尖双仁麩炒微黃各乙分）

右件藥擣麄羅為散，每服一錢，以水一小盞，煎至五分，去滓溫服，日三四服，更量兒大小，加減服之。

聖惠治小兒水氣腫滿不消，楮皮湯方。

楮樹白皮（剉）　赤小豆（各乙合）　赤茯苓（乙兩剉）

右件藥都和令勻，每取一分，以水一小盞，煎至五分，去滓，分為二服，日三四服，隨兒大小，以意加減。

聖惠、治小兒水氣腫滿、小便澀、狸豆根湯方、

狸豆根　桑根白皮　車前草各半兩

葵子　赤小豆各半合

右件藥細剉和勻、每服取一分、以水一小盞、煎至五分、去滓、分為二服、日三四服、隨兒大小、以意加減、

聖惠、治小兒水氣腫滿、小便不利、臍腹妨悶喘促、豬苓散方、

豬苓去黑皮　桑根白皮剉　赤茯苓

海蛤細研　甜葶藶隔紙炒令紫色各一分

右件藥擣麤羅為散，每服一錢，以水一小盞煎至五分，去滓溫服，日三四服，更隨兒大小，以意加減。

聖惠治小兒水氣遍身腫滿喘促，小便不利，桑根白皮散方。

桑根白皮剉　射干　赤茯苓

黄芩　木通剉　澤漆

漢防已　澤瀉各半两

右件藥擣細羅為散，每服以煮赤小豆

湯調下半錢，日三四服，看兒大小加減服之。

聖惠治小兒水氣，面目腫，小便澀，心腹脹滿方。

赤茯苓　杏仁湯浸，去皮尖、双仁，麩炒微黄

漢防己　陳橘皮湯浸，去白瓤，焙

紫蘇子微炒　甜葶藶隔紙炒令紫色，各半兩

右件藥擣羅為末，錬蜜和丸如菉豆大，每服煎桑根白皮湯下十丸，日三服，五歲以下減丸服之。

聖惠治小兒水氣通身腫滿心腹妨悶坐臥不安宜服甜葶藶丸方

甜葶藶（隔紙炒令紫色） 牽牛子（微炒）

雄雀糞（各半兩） 大戟（乙分） 膩粉（乙錢研入）

巴豆（十粒去皮心研紙裹壓去油）

右件藥擣羅為末都研令勻用棗瓤和丸如菉豆大每服以溫茶下一丸日二服五歲以上加丸服之

聖惠治小兒水氣遍身腫滿大小便難喘促不得睡臥宜服甘遂散方

甘遂煨令微黄　梹榔　川大黄剉碎微炒
甜葶藶隔紙炒令紫色各乙分　牽牛子半兩微炒
右件藥擣細羅為散每服以温水調下一字以利為效隨兒大小以意加減

聖惠治小兒水氣四肢浮腫腹脇妨悶宜服木香散方

木香　赤茯苓各乙分　牽牛子三分微炒
鱉甲塗醋炙令黄去裙襴
川大黄剉碎微炒各半兩
右件藥擣細羅為散每服以温水調下

半錢，以利為度，隨兒大小，加減服之。

聖惠又方

檳榔乙分 郁李仁半兩，湯浸去皮，微炒

右件杵藥，擣羅為末，以大麥麵一兩，和作餅子，塘灰火内煨熟，量兒大小與喫，即得通利，氣下也，以溫水下之。

聖惠治小兒水氣，腹肚虛脹，頭面浮腫，小便不利，郁李仁粥方

粟米乙合 郁李仁湯浸去皮尖，微炒

桑根白皮剉，各乙兩

右件藥擣碎、每服半兩、以水一大盞、煎至七分、去滓、下米作粥、入少許生姜汁、任意食之、

○患眼觀證、治水氣膧滿黃疸、中庸散子方、

海金砂　續隨子（各乙分）　生姜

○中○庸（樟柳根是也、各乙兩、）　蜜（二兩）

右五味細研、罨一宿、以次日五更時、用絹帛濾汁、只作一服、温暖喫盡、食前逼下黃水、乃服匀氣藥補、後用樟柳根煮粥喫、

聖惠灸法、小兒水氣、四肢盡腫、及腹大、灸臍上一寸三壯、炷如小麥大、分水穴也。

中惡第四

巢氏病源小兒中惡候、小兒中惡者、是鬼邪之氣卒中於冷也、無問大小、若陰陽順理、榮衛平調、神守強則邪不干正、若精氣衰弱、則鬼毒惡氣中之、其狀先無他病、卒然心腹刺痛、悶亂欲死、是也、凡中惡腹大而滿、脉緊大而浮者死、緊細而微者生、餘勢不盡、停滯臟腑之間、更發後變為疰也

葛氏肘後救卒死，或先病痛，或常居寢臥，奄忽而絶，皆是中惡，救之方，

右取蔥黄心刺其鼻，男左女右，入七八寸，小兒量度之，若使目中血出佳，扁鵲法同，是後完耳條中葛言，此云刺鼻，故別為一法，

葛氏肘後又方，

右令二人以衣壅口，吹其兩耳，極則易人，可以筒吹之，並捧其肩上，側身遠之，莫臨死人上，

葛氏肘後、又方、

右以葱葉刺耳、耳中鼻中血出者莫怪、無血難治、有血是候、時當捧兩手忽放之、須臾死人自當舉手撈人、言痛乃止、又男刺左鼻、女刺右鼻中、令入七八寸餘、大效、小兒量度之、亦治自縊死、此與扁鵲方同、

葛氏肘後又方

右以綿漬好酒中、須臾置死人鼻中、手按令汁入鼻中、并持其手足、莫令驚、

葛氏附後、又方、
右視其上唇裏絃有兒如黍米大、以針
法去之、
葛氏附後、又方、
右以小便灌其面數廻、即能語、此扁鵲
法、
葛氏附後、又方、
右末皂莢如大豆、吹其兩鼻中、嚏則氣
通矣、
葛氏附後、又方、

右割雄鷄頭取血以塗其面乾復塗并以灰營死人二周

葛氏肘後又方

右以管吹下部令數人去吹之氣通則活

葛氏肘後又方

右破白犬以搨心上無白犬小雞亦佳

葛氏肘後又方

右取雄雞就死人口斷其頭以熱血瀝口中并以竹筒吹其下部極則易人氣

通下則活、
葛氏肘後、又方、
右取牛馬糞尚濕者、絞取汁、灌其口中、令入喉、若口已噤者、以物強發之、若不可強者、乃扣齒下、若無新者、以人溺解乾者絞取汁、此扁鵲法、
千金治卒忤方、此病即令人所謂中惡者、與卒死鬼擊亦相類、為治皆參取而用之、
右塩八合、以水三升、煮取一升半、二服、得吐即愈、備急方云、治鬼擊若小便不

通筆頭七枚，燒作灰末，和服之，即通。

外臺古今錄驗黃帝護命千金丸，療羸瘦歷年，胷滿結疹，飲食變吐，宿食不下，中風鬼疰疾瘦方。

野葛七寸，炙　斑猫二十枚，去足翅，熬

雄黃　雌黃　丹砂各研

爪丁　鬼臼　礬石泥裹燒半日

沙参　莽草炙　椒去目汗，各乙两

地膽十五枚，去泥翅，熬

右十二味，擣下篩，蜜和，擣三千杵，為丸

如梧子大、服五丸、日二、卒中惡氣絕不知人、服如小豆二丸、老小半之、牛馬所觝踐癰腫、若蟲毒所嚙、取一丸着掌中、唾和塗瘡中毒上、立愈、正月旦、以酒率家中大小、各一丸、一歲不病、若傷寒身熱、服一丸、若欲視病、服一丸、病者共臥不恐、忌生血物、

聖惠治小兒中惡、腹心堅脹疼痛、顏色青黑、大便不通、桃奴散方、

桃奴五枚　甘草一分、炙微赤、剉

麝香（乙钱，細研） 杏仁（二十枚，湯浸去皮尖、双仁，麸炒微黄）

桔梗（去芦） 赤芍藥 黄芩

柴胡（去苗） 川升麻 川大黄（剉，微炒）

鬼臼（去毛，各半兩）

右件藥擣麄羅為散，每服一钱，以水一小盞，煎至五分，去滓，不計時候温服，以利為度，量兒大小，以意加减。

聖惠：治小兒中惡，心堅強，卒痛欲困，鬼箭羽散方。

鬼箭羽 真珠（末，各乙分） 羚羊角（屑）

桔梗去芦頭　川朴消　川升麻

赤芍藥　紫胡去苗　黄芩各半两

桃仁十枚，湯浸去皮尖、双仁，麸炒微黄

川大黄一两，剉，微炒

右件藥擣麁羅為散，每服一錢，以水一小盞煎至五分，去滓，不計時候温服，量兒大小，以意加減。

聖惠治小兒中惡心痛，辟除邪氣，雄黄丸方：

雄黄細研　真珠末，各半两　麝香

牛黄各細研乙錢　巴豆二十枚去皮心研紙裹壓出油

右件藥都研令勻、入棗瓤及煉蜜和、丸如粟米大、每服以薄荷湯下三丸、量兒大小、加減服之、

嬰孺治小兒中惡、心腹堅強、卒痛欲困、鬼箭羽湯方、

鬼箭羽三分　朱砂乙分　羚羊角屑

桔梗　鬼臼　朴消湯成下各四分

升麻　芍藥　柴胡各五分

黄芩六分　大黄八分

桃仁四十二箇碎去皮尖

右以水四升，煮一升二合，二歲兒為四分，更量兒大小與服之。

葛氏肘後灸法，以繩圍其死人肘腕，男左女右，畢，伸繩從背上大椎度以下，又從此灸橫行，谷半繩，此法三灸各三，即起，又令爪其病人人中，不醒不起者，捲其手灸下文頭隨年壯，又灸鼻中三壯也，又灸顖下宛宛中名承漿穴十壯大效，又灸兩足大指爪甲聚毛中七壯，此華陀法，一云三七

壯、又灸臍中百壯也、

卒死第五

巢氏病源小兒卒死候、小兒卒死者、是三虛而遇賊風、故無病倉卒而死也、三虛者、乘年之衰一也、逢月之空二也、失時之和三也、有人因此三虛、復為賊風所傷、使陰氣偏竭於內、陽氣阻隔於外、而氣壅閉、陰陽不通、故暴絕而死也、若腑藏未竭、良久乃蘇、亦有兼挾鬼神氣者、皆須邪退乃生也、凡中客忤、及中惡卒死、而邪氣不盡、停滯心腹，火乃發動，多變成痓也。

第先生卒死候，眼合嚌齒，遍身如綿軟，面青黑，口鼻冷，此候因本生下而遍身熱，或因有嚥患，醫人一向退熱，不曾下得驚積及妳積，遂積聚被邪氣，至此候。

右前件三箇候，都來一般，只是要辨元初受患根源，所治者，急下奪命散，與吐下風涎，方見急慢驚風門中醒後便下勻氣散，方見胃氣不和門中二服補除後，下朱砂膏，方見驚積門中鎮心丸與服，方見一切驚門中如有伏熱來時，

即下大附散、與調理三五日安樂、方見慢驚

風門中前件三箇形候、只是此一般調理、

上件疾見鴉聲上啼偏搐、汗如珠、不得

瞻、眼障淚出、死候不治、

嬰童寶鑑、小兒三虛歌

乘年之衰兮逢月之空、

失時之和兮五虛之中、

卒中賊風兮成卒死、

兼挾鬼氣兮候亦同、

臟腑未絶兮須再活、

急令醫治芋莫怱怱、

金匱要略、救小兒卒死而吐利、不知是何
病方、

右以馬屎一圓、絞取汁灌之、無濕者、水
煮乾者取汁、

葛氏肘後、救卒死而壯熱者、

右用礬石半斤、水一升半、煮消、以漬脚
令沒踝、

葛氏肘後、又方、救卒死而目閉者、

右用騎牛臨面、擣薤汁灌之耳中、

葛氏肘後又方、救卒死而四肢不收屎便者、

右取牛洞一升、溫酒灌口中、洞者稀糞也、

千金卒死無脉無他形候陰陽俱竭故也、治之方、

右用牽牛臨鼻上二百息、牛舐必差、牛不肯舐、着鹽汁塗面上、即牛肯舐、

千金又方、

右灸熨斗熨兩脇下備急方云、又治尸厥、

千金治魘死不自覺者方

右用慎燈火，勿令人手動，牽牛臨其上，即覺，若卒不能語，取東門上雞頭末之，以酒服。

千金治卒魘死方

右擣韭汁，灌鼻孔中，劇者灌兩耳，張仲景云灌口中。

千金治鬼魘不悟方

右末伏龍肝，吹鼻中。

千金又方

右末皂莢如大豆許吹鼻中嚏則氣通

起死人集驗方云治中惡

聖惠治小兒卒死方

右取女青末半錢用牛乳汁調服之

聖惠又方

右燒獖猪糞水解取汁服之

聖惠又方

右以苦參醋煮汁少許內口中即蘇水煮亦得又酒煮爛棺木板取汁服少許

聖惠又方

右煎塩湯令極鹹以物拗口開灌之令
入腹即活、

聖惠又方、

右以熱湯和灰厚擁身上、逡巡即蘇、

嬰孺治小兒不知所病便死絶方、

右取雄雞冠臨兒口上割血滴入口下
即活、

葛氏肘後灸法、卒死而四肢不收、屎便者、
灸心下一寸、臍上三寸、臍下四寸、各一百
壯、兒小者隨年、

千金治卒死，針間使各百餘息。

千金灸鼻下人中，一名鬼客廳。（附後方云：又治尸厥。）

鬼持第六（附鬼氣）

巢氏病源小兒為鬼所持候：小兒神氣軟弱，精爽微羸，而神魂被鬼所持，錄其狀不覺有餘疾，直爾痿黃，多大啼喚，口氣常臭是也。

嬰童寶鑑小兒鬼持歌：

小兒氣弱命中衰，魂魄多應被鬼持。
其候痿黃多哭地，不須用藥可求師。

嬰童寶鑑、又小兒鬼氣歌、

鬼氣皮膚裏、　相傳臟腑開、

腫虛如水病、　瘛瘲似驚癇、

熱發渾身澀、　心攣痛所攢、

小兒還有此、　服藥急醫看、

圖經、治鬼持方、

右用虎睛瓜、并指骨毛、以繫小兒臂上、辟惡鬼、

外臺、深師五邪圓、療邪狂鬼魅、妄言狂走、恍惚不識人、此為鬼忤、當得殺鬼圓方、

丹砂　雄黃各別研　龍骨

馬目毒公　鬼箭各五兩　鬼臼二兩

赤小豆三兩　羌青乙枚

桃仁百枚去皮火熬別研

右九味擣下篩、細絹篩、合諸藥、拌令和調、後內蠟和之、大如彈圓、絳囊盛之、繫臂、男左女右、小兒繫頭、合藥勿令婦人雞犬見之、所服蜜和、丸如梧子、一服三丸、日三、忌五辛生血物、

疰病第七

巢氏病源小兒疰候疰之言住也、謂其風
邪鬼氣、留人身內也、人無問大小、若血氣
虛衰、則陰陽失守、風邪鬼氣、因而客之、留
住肌肉之間、連滯臟腑之內、或皮膚掣動
遊易無常、或心腹刺痛、或體熱皮腫、沉滯
至死、死又疰易傍人、故為疰也、小兒不能
觸冒風邪多因乳母解脫之時、不避溫涼
暑濕、或抱持出入早晚、其神魂軟弱、而為
鬼氣所傷、故病也、
千金治小兒疰方、

右用竈中灰鹽等分相和熬熨之

千金太一備急散主卒中惡客忤五尸入腹鬼刺鬼痱及中蠱疰吐血下血及心腹卒痛腹滿傷寒熱毒病六七日方

雄黃　芫花　桂心各二兩

丹砂　蜀椒各乙兩　藜蘆

巴豆各乙分　附子五分炮裂去皮臍

野葛三分

右九味巴豆別治如脂餘合治下篩以巴豆合和更擣之合和調以銅器中密

貯之、勿泄、有急疾、水服一字匕、可加至半錢匕、老小半之、病在頭當鼻衄、在膈上吐、在膈下利、在四肢當汗出、此之所為、如湯沃雪、手下皆愈、祕之非賢不傳、

千金治疰病相染易、及霍亂中惡、小兒客忤長病方、

獺肝乙具	雄黃	莽草
丹砂	鬼臼	犀角
巴豆各乙兩	麝香二分	大黃
牛黃各乙兩	蜈蚣乙枚	

右十一味末之、蜜圓空腹服如麻子大二丸、加至五丸、以知為度、

尸疰第八

巢氏病源小兒尸疰候、尸疰者、是五尸之中一尸疰也、人無問小大、腹內皆有尸蟲、尸蟲為性忌惡、多接引外邪、共為患害、小兒血氣衰弱者、精神亦羸、故尸疰因而為病、其狀沉嘿、不的知病之處、或寒熱淋瀝涉引歲月、遂至於死、死又疰易傍人、故名之為尸疰也、

張渙論小兒亦有疰病，與大人所病無異。久後疰易傍人，傳染骨肉，如尸疰蠱毒之類是也。

外臺張仲景治大人小兒飛尸、走馬湯方。

巴豆去心皮熬　杏仁去皮尖各二枚

右二味，取綿纏槌令極碎，投熱湯二合，捻取白汁服之，須臾差，未差更一服，老小量之。通療鬼擊，有尸疰者，常畜此藥用驗。忌野猪肉、芦笋。備急同。

聖惠治小兒尸疰，心腹滿脹，疼痛不可忍，

木香散方、

木香　鬼箭羽　桔梗去芦頭

當歸剉微炒　紫蘇莖葉各半兩

檳榔

右件藥擣麄羅為散、每服一錢、以水一小盞、入生姜少許、煎至五分、去滓、不計時候温服、更量兒大小、加減服之、

聖惠治小兒尸注、又中惡諸病、皆主之、犀角散方、

犀角　川升麻　木香

檳榔　桑白皮剉

川大黃剉碎微炒各半兩　麝香乙錢細研

桃仁二錢七枚湯浸去皮尖双仁麩炒微黃

右件藥擣細羅為散每服以溫水調下

半錢日四五服更量兒大小加減服之

聖惠治小兒尸疰鬼癖心腹往來疼痛或

加寒熱恍惚形色多般桃仁散方

桃仁三七枚湯浸去皮尖双仁麩炒微黃　木香

人参去芦頭　虎頭骨塗酥炙令黃

檳榔　京三稜微煨剉　白芥子微炒

麝香（細研） 桂心（各一分） 款冬花

朱砂（細研水飛過） 乾桃柳葉（各半兩）

右件藥擣細羅為散，不計時候，以溫水調下半錢，量兒大小，臨時加減。

聖惠治小兒尸疰鬼癖，驚癇魍魎三十六種無辜。天行急黃，並宜服保童圓方。

牛黃 麝香（各細研） 真珠（末）

甘草（炙微赤，剉，各一分） 赤芍藥

光明砂（細研水飛過） 赤茯苓

杏仁（湯浸去皮尖雙仁，麩炒微黃，各半兩） 甘遂（七分，煨令微黃）

虎睛乙對酒浸炙令微黃
巴豆五枚去皮心研紙裹壓出油
右件藥擣、羅為末、都研令勻、鍊蜜和丸如麻子大、三四歲兒每服以荊芥湯下二丸、更量兒大小、加減服之、

聖惠治小兒尸疰、及諸蠱魅精氣入心腹、使兒刺痛黃瘦、雌黃丸方、

雌黃　雄黃　朱砂各細研
川大黃剉碎微炒　白頭翁　徐長卿
羚羊角屑各乙分　麝香細研半分

右件藥擣羅為末，都研令勻，以青羊脂和丸如麻子大，每服以粥飲下三丸，日三服，更量兒大小，加減服之。

痛疑當作疞下

聖惠治小兒尸疰，邪氣入腹疞立效痛方。

雄黃一分，細研　梔子仁十枚　赤芍藥半兩

右件藥擣細羅為散，研入雄黃令勻，每服以溫水調下半錢，更量兒大小，加減服之。

聖惠治小兒尸疰勞瘦，或時寒熱，鬼臼丸方。

皂角半两去毛　川升麻三分　麝香乙錢細研

柴胡乙兩去苗

右件藥擣、羅為末、都研令勻、煉蜜和、丸如菉豆大、每服以暖酒下十丸、日三服、更量兒大小、加減服之、

聖惠又方、

右以桃仁二十枚、湯浸去皮尖、生研用水一中盞、煎至五分、去滓、量兒大小、分減與服、當吐為効、如不吐、即非是疰也、

聖惠又方、

右用鱉頭一枚燒為灰細研為散每服以新汲水調下半錢

聖惠又方

右以鷄子一枚打破生吞之已困者内入喉中搖頭令下即差

張渙雌黃丹方治尸疰病

雌黃　雄黃各細研　川大黃慢火炮黑

鬼臼去毛各乙兩　桃仁三十箇湯浸去皮尖研

白頭翁半兩已上並為細末次用　麝香乙分別研

巴豆十粒去皮心膜紙裹出油

右件都研匀、以羊脂五兩鎔和諸藥成膏、如黍米大、每服三粒至五粒、荆芥湯冷下、量兒大小加減、

張渙又方、立效湯、

川大黄 炮剉　乾桃柳葉 洗焙乾各乙兩

梔子仁　赤芍藥 各半兩

已上擣羅為細末、次用

朱砂 細研水飛乙兩　麝香　雄黄 各研乙分

右件都拌匀、每服一錢、用蜜湯調下、量兒大小加減、

蠱疰第九

巢氏病源小兒蠱疰候、人聚蟲蛇雜類、以器血盛之、令相噉食、餘一存者、即名為蠱、能變化、或隨飲食入腹、食人五藏、小兒有中者、病狀與大人无異、則心腹刺痛懊悶、急者即死、緩者涉歷歲月、漸深羸、困食心藏盡、利血、心藏爛、乃至死、死又疰易傍人、故為蠱疰也、

外臺范汪療大人小兒蠱疰百病癥瘕積聚、酸削骨肉、大小便不利、卒忤、遇惡風臚

脹腹滿、淋水轉相注、殫門盡戶、延及男女

外孫、醫所不能療、更生、十七物紫參丸方

紫參　人參　半夏洗

藜蘆　代赭　桔梗

白薇　肉蓯蓉各三分　石膏

大黃　牡蠣熬　丹參各乙分

蝦蟆灰　烏頭炮各四分　狼毒七分

附子炮五分　巴豆七十枚去心皮熬

右件藥擣篩、蜜和為丸、以飲下如小豆

一丸、日三服、老小以意減之、蜂蠆所螫、

以塗其上、神良、忌猪羊肉冷水、一方無
蝦蟆有乾姜四分、
聖惠、治小兒中蠱毒、腹中堅如石、面目青
黄、小便淋瀝、変易無常、羖羊角散方、
羖羊角屑 蘘荷各一两 梔子仁七枚
赤芍藥 牡丹 黄連去須各一两
犀角屑半两
右件藥擣麁羅為散、毎服一錢、以水一
小盞、煎至五分、去滓温服、日三四服、更
量兒大小、加減服之、

聖惠又方

敗皷皮三分炙令黄　苦參剉

蘘荷根各一兩

右件藥擣麄羅為散每服一錢以水一小盞煎至五分去滓温服日三四服更量兒大小加減服之

聖惠治小兒初中蠱毒宜服升麻散方

川升麻　桔梗去芦頭　蘘荷根各半兩

右件藥擣麄羅為散每服一錢以水一小盞煎至五分去滓温服日四五服量

兒大小、加減服之、

聖惠治小兒飛蠱、狀如鬼氣者、宜服雄黃散方、

雄黃　麝香各細研　犀角末各半兩

右件藥、都研令勻、每服以溫水調下半錢、日四五服、更量兒大小、加減服之

聖惠治小兒五種蠱毒、悉主之方、

右擣馬兜零根、細羅為散、每服一錢、以水一小盞、煎至五分、去滓、空腹頓服、當時隨吐蠱出、未快吐即再服、

聖惠又方、

右用敗鼓皮一片、燒爲灰、細研爲粉、空心以粥飲調服一錢、病人須臾當呼蠱三姓名、病便愈、

聖惠又方、

右用蘘荷一兩擣羅爲末、以粥飲調下一錢、甚效、量兒大小、加減服之、

聖惠治小兒畏忌、中蠱欲死方、

右用甘草半兩、生剉、以水一中盞、煎至五分、去滓、分爲二服、當吐蠱出、若平生

預防蠱着、宜熟灸[炙]甘草煮汁服之、即内消不吐、神效、

聖惠治小兒中蠱毒、令腹内堅痛、面目青黄、淋露骨立、病變無常方、

右用桃株寄生二兩擣、細羅為散、如茶點服之、日四五服、

聖惠又方、

右用麝香半錢細研、空腹以温水調服、即吐出蠱毒、未效再服

聖惠治小兒中蠱下血欲死方、

右取生赤雌雞翅下血服之立效

聖惠又方

右擣青藍汁頻頻與半合服

聖惠治小兒疰病諸蠱魅精氣入心入腹刺痛黄瘦骨立雄黄圓方

雄黄　雌黄各四分　丹砂

野丈人　徐長卿各三分　大黄五分

射香三棗大　羚羊角屑五分

右為末以青羊脂和丸百日兒酒服黍米大三丸日進二服或豆大亦可

張渙雄麝散方、專治蠱毒病、

雄黄水磨者細研　射香別研　羖羊角屑

赤芍藥　敗鼓皮炙黄各乙两

馬兜零根　蘘荷

皂角去毛、各半两。已上、除雄黄射香外、擣羅為細末、

右件八味、都一處拌匀研細、每服半錢、

濃煎甘草湯調下、食前、

張渙、又方、麝犀湯、

犀角屑　鬼箭　安息香

水磨雄黄細研各乙两　苦參

牡丹皮各半两

巳上擣羅為細末次用

射香半两細研

右件都拌匀每服一錢水一大盞煎至

五分去滓放温時時服

幼幼新書卷第三十二